Aktiv gegen Übersäuerung

Aktiv gegen Übersäuerung

Von Maria-Elisabeth Lange-Ernst

humboldt

Gesundheit & Medizin

humboldt-Taschenbuch 1130

Die Autorin:
Marie-E. Lange-Ernst ist freie Medizin- und Wissenschaftsjournalistin, Vorsitzende des Kollegiums der Medizinjournalisten und Vorstandsvorsitzende der LAG (= Lust auf Gesundheit) e.V. Sie hat eine große Zahl von Artikeln und Büchern zu medizinischen, gesundheitspolitischen und ernährungswissenschaftlichen Themen verfasst.

Umwelthinweis: gedruckt auf chlorfrei gebleichtem Papier

Hinweis für den Leser:
Alle Angaben in diesem Buch wurden sorgfältig geprüft und entsprechen dem aktuellen Stand von Wissenschaft und Forschung. Dennoch kann für diese Angaben vom Verlag keine Gewähr übernommen werden.

Umschlaggestaltung: Wolf Brannasky
Umschlagfoto Vorderseite: Peter Bornemann
Rückseite: Klaus Ott
Zeichnung auf S. 53: Eva Gleifenstein
Redaktion: Claudia Unkel

Druck: Presse-Druck, Augsburg
Printed in Germany
ISBN 3-581-67130-1
1 * 98

Inhalt

Vorwort: Die Entdeckung des Säure-Basen-Haushaltes 9

Ein paar Begriffserläuterungen 10

Einführung 13

Säuren schlagen nicht nur auf den Magen 13
Ernährung gestern und heute 14

Sauer macht überhaupt nicht lustig 19

Das Bindegewebe, Müllhalde des Körpers? 22
Die Rolle der Umwelt 23
Der Stoffwechsel – ein gewaltiges Biounternehmen 26
Wie verläuft die Bereitstellung der Energie im Körper? 27
Gewebeübersäuerung und Zivilisationserkrankungen 30
Was charakterisiert Säuren und Basen und welche Rolle spielt der pH-Wert? 30
Salze und Pufferlösungen 32
Was leisten die einzelnen Puffersysteme? 33
Medikamente machen uns sauer 39
Fit statt sauer 41

Die chronische Übersäuerung als Ursache von Krankheiten 45

Ernährungstest: Sage mir, was du isst, und ich sage dir, ob du sauer bist 46
Säure- und Basenbildner in der Nahrung 48

Krankheiten durch Übersäuerung von A bis Z 51

Abwehrschwäche 54
Allergien 55

Arteriosklerose 56
Arthritis 57
Arthrose 59
Asthma 60
Augenbeschwerden 61
Depressionen 61
Diabetes 62
Durchblutungsstörungen 63
Durchfall 64
Entgiftung 65
Erkrankungen des Magen-Darm-Traktes 67
Erschöpfungszustände 68
Fieber 69
Haut- und Haarprobleme 69
Hörsturz 70
Kopfschmerzen und Migräne 71
Krebs 71
Lebererkrankungen 72
Magenbeschwerden 73
Nieren- und Harnwegsleiden 74
Osteoporose 75
Reizdarmsyndrom 77
Rheuma 78
Schlaganfall 79
Zahnerkrankungen 79

Die Hauptnährstoffe Eiweiß, Kohlenhydrate und Fett 81

Wieviel Eiweiß braucht der Mensch? 81
Kohlenhydrate – das Muskelbenzin 83
Fett – das richtige muss es sein 86

Die Bedeutung von Mineralstoffen und Spurenelementen 89

Die Funktionen von Spurenelementen 90
Wann ist der Mengen- und Spurenelementebedarf erhöht? 91
Die wichtigsten basenbildenden Mineralstoffe 92
Calcium 92
Kalium 93

Magnesium 95
Natriumchlorid (Kochsalz) 97
Die wichtigsten basenbildenden Spurenelemente 98
Chrom 98
Eisen 99
Jod 101
Kupfer 103
Mangan 104
Molybdän 106
Selen 107
Zink 108
Die antioxidativen Vitamine 110

Grundlagen einer gesunden und basischen Ernährung 113

Frühstück 113
Mittagessen 113
Abendessen 114
Was noch wichtig ist 114

Essen und Trinken mit Spaß und fast keiner Säure 117

Grundrezept Basentrank (Gemüsebrühe) 117
Suppen 117
Kartoffelsuppe 117
Knoblauchsuppe 118
Fischsuppe 118
Fenchelsuppe 119
Bohnensuppe 119
Blumenkohlsuppe 120
Frisches vom Salatbuffet 120
Salatdressing 120
Das tägliche Brot 121
Grundrezept für Sauerteig 122
Dinkel-Roggenbrot 122
Dinkel-Buchweizenbrot 123
Rosinenbrötchen 123
Leckere Brotaufstriche 124
Öl-Käse-Creme 124

Süße Creme 124
Mus aus Trockenfrüchten 124
Avocadoaufstrich 125
Basische Hauptgerichte zum Verwöhnen 125
Gebackene Kartoffeln mit Quark 125
Eintopf mit Kichererbsen 126
Reisvariationen 127
Kichererbsenpüree auf Rote Bete 128
Spinat-Kartoffel-Auflauf 128
Lauch-Oliven-Gemüse mit Seeteufel 129
Kartoffelsalatvariationen 130
Linsengericht mit Lamm 131
Wirsing-Champignon-Strudel 131
Lachs im Spinatbett 132
Tomatenspinat 133
Auberginen gegrillt 133
Gebackene Pilze 134
Chili con carne 134
Süße Leckereien 135
Köstliches Hirsedessert 135
Hirsebrei mit Kirschen 135
Hirsedessert mit Erdbeeren 136
Apfel-Eierkuchen 136
Obstcrêpes 137

Literatur- und Quellenhinweise 138

Register 140

Vorwort: Die Entdeckung des Säure-Basen-Haushaltes

Das wissenschaftliche Interesse am biologischen Zusammenspiel von Säuren und Basen im menschlichen Körper begann vor mehr als 70 Jahren und ist seitdem ein Bestandteil der humanmedizinischen und ernährungsphysiologischen Ursachenforschung. Der schwedische Ernährungsforscher Ragnar Berg beschäftigte sich als erster Wissenschaftler in den zwanziger Jahren unseres Jahrhunderts mit dem Mineralstoffgehalt der Nahrung. Er ermittelte in aufwendigen Versuchen und Studien, dass der Organismus eines gesunden Menschen zu 20 % aus Säuren und zu 80 % aus Basen besteht. Daraus leitete er die Erkenntnis ab, dass auch die Nahrung entsprechend zusammengesetzt sein sollte. Warum? Viele Stoffwechselprozesse im menschlichen Körper produzieren selbst Säuren. In einem gesunden Organismus werden diese Säuren schon innerhalb der Zellen, aber auch im Gewebe und Blut durch Ankopplung an basische Verbindungen neutralisiert oder auch abgepuffert und danach über die Nieren, Lunge oder die Haut ausgeschieden. Um diesen biologisch bewährten Regelkreislauf aufrecht zu erhalten, muss also ein konstantes Angebot an Basen vorhanden sein. Nach Ragnar Berg setzt sich die Ernährung in der Regel jedoch aus 80 % säurebildenden und nur zu 20 % aus basenreichen Bestandteilen zusammen, und dies ergibt genau das umgekehrte Verhältnis, das für einen reibungslosen Ablauf der Stoffwechselvorgänge im Körper erforderlich wäre.

Übersäuerung entsteht aufgrund von Fehlernährung im weitesten Sinne. In diesem Zusammenhang sind folgende Beispiele hervorzuheben:

- zu fett
- zu eiweißreich
- zu viel
- zu schnell
- zu viele »leere« Kalorien

- zu viel Alkohol
- zu spät am Abend
- zu wenig Flüssigkeit
- keine Fastenpause

Ragnar Berg wurde 1873 in Göteborg/Schweden geboren. Schon während des Studiums entwickelte er großes Interesse an der Ernährungslehre des Menschen und machte bald darauf seine Lebensphilosophie zum Beruf. Berg übernahm die Leitung des Gießener Untersuchungsamtes für Lebensmittel. Einen großen Teil seines Lebens verbrachte er fortan in Deutschland, weil er hier besonders gute Bedingungen für seine wissenschaftliche Arbeiten vorfand. Von 1909 bis 1921 forschte Berg an dem berühmten Sanatorium »Weißer Hirsch« in Dresden, wo er vor allem ernährungsphysiologische Untersuchungen und Studien durchführte.

1920 veröffentlichte Ragnar Berg das Buch »Die Nahrungs- und Genussmittel«, das lange Zeit als wissenschaftliches Standardwerk galt. Als einer der ersten beschrieb er darin den unterschiedlichen Mineralstoffgehalt der Nahrung. Gemeinsam mit einem der führenden Ernährungsforscher, Professor Dr. M. Vogel, gab er das Buch »Grundlagen einer richtigen Ernährung« heraus. Für seine Forschungsarbeiten auf dem Gebiet der Ernährung wurde Berg 1943 mit der Goethe-Medaille für Kunst und Wissenschaft geehrt. Von der Universität New York wurde ihm der Titel eines Ehrendoktors verliehen. Ragnar Berg verstarb 1956 im Alter von 83 Jahren.

Ein paar Begriffserläuterungen

Azidose

Störungen im Säure-Basen-Haushalt mit Abfall des pH-Wertes im Blut in den sauren Bereich (< 7,36).

Base

Organische oder anorganische chemische Verbindung, die in wässriger Lösung Hydroxyl(OH^-)-Ionen abspaltet und somit eine alkalische (= basische) Reaktion bewirkt.

Basenbildend

Nahrungsmittel oder Präparate, aus deren Verstoffwechselung Basen als Endprodukt hervorgehen, werden als basenbildend bezeichnet.

Basenfluter

Hierbei handelt es sich um basenreiche Nahrungsmittel oder Präparate, die einer Säureanreicherung im Organismus entgegenwirken und helfen, das Säure-Basen-Gleichgewicht wiederherzustellen.

Mineralstoffe

Als Mineralstoffe bezeichnet man energieliefernde Substanzen, die im Organismus weder produziert noch verbraucht werden. Durch den andauernden Verlust an Mineralstoffen über Harn, Stuhl und Schweiß muss über die Nahrung für »Nachschub« gesorgt werden. Mineralstoffe, die eine tägliche Zufuhr von über 50 mg/kg KG erfordern, werden als Mengenelemente bezeichnet, während Mineralien mit einem durchschnittlichen Tagesbedarf von unter 50 mg/kg KG Spurenelemente genannt werden.

pH-Wert

Dieser gibt Auskunft über die saure, neutrale oder basische (alkalische) Reaktion einer Lösung. Gemessen wird hierbei die Konzentration der Wasserstoffionen (bzw. deren negativ dekadischer Logarithmus). Der saure Bereich reicht von pH 0 bis pH 7; pH 7 ist der neutrale »Rubikon«, dem sich der basische Bereich mit pH-Werten zwischen 7 und 14 anschliesst.

Puffer

Substanzen, die eine Änderung des pH-Wertes minimieren, indem sie starke Säuren oder Basen in schwache Säuren und Basen bzw. deren Salze umwandeln. Die Regulation des Säure-Basen-Haushalts übernehmen Puffersystem im Blut und in den Ausscheidungsorganen (Nieren, Haut und Lunge).

Säure-Basen-Gleichgewicht

Wenn sich das Verhältnis von Säuren und Basen im Körper die Waage hält, wird vom so genannten Säure-Basen-Gleichgewicht gesprochen.

Säure

Unter dem Begriff Säure werden alle organischen und anorganischen Verbindungen zusammengefasst, die in wässriger Lösung Wasserstoff(H^+)-Ionen abspalten und somit eine saure Reaktion bewirken.

Säurebildend

Nahrungsmittel, aus deren Verstoffwechselung Säuren als Endprodukt hervorgehen, werden als säurebildend bezeichnet.

Übersäuerung

Wenn die Balance zwischen Basen und Säuren nachhaltig gestört ist und in den sauren Bereich umschlägt, spricht man von einer Übersäuerung, die als Ursache verschiedener Erkrankungen angesehen wird.

Einführung

Säuren schlagen nicht nur auf den Magen

Wer kennt das nicht: Ein reichhaltiges Menü am Abend mit Aperitif, Vorspeise und Hauptgang mit üppigen Beilagen, dazu Wein und am Schluss ein zuckersüßes Dessert, zuletzt Espresso und eine Zigarette ... Alles in allem ein gelungener Abend. Doch statt Wohlgefühl plagt ein übervoller Magen, zuweilen sogar sehr unangenehmes Sodbrennen.

Schuld daran sind nicht nur die Menge und die späte Stunde des reichhaltigen Mahles, sondern die übliche Unausgewogenheit der Zivilisationskost. Sie enthält Säuren im Übermaß, sprich säurebildende Nahrungsmittel wie Fleisch und Wurstwaren, Weißmehlprodukte, Süßigkeiten aller Art, kohlensäurehaltige Getränke und Kaffee, ganz zu schweigen vom Alkohol. Außerdem führen hastiges Essen, eine viel zu geringe Flüssigkeitsaufnahme, nicht ausreichendes Kauen im Stress des Alltags und die übliche Bewegungsarmut dazu, dass unser Körper buchstäblich sauer wird.

Zu der Bezeichnung »sauer« gibt es in der Umgangssprache einige bekannte Begriffe: *Da sieht einer sauer aus, es stößt ihm sauer auf, man lächelt säuerlich oder wirkt, als hätte man in eine saure Zitrone gebissen.* Allerdings kennt man auch die Redewendung: »Sauer macht lustig«. Doch hiervon kann zumindest aus ernährungsmedizinscher Sicht kaum die Rede sein.

Ausgewogene Ernährung hat auch mit einem Begriff zu tun, der tagtäglich in der Werbung auftaucht. Mit pH-neutralem Waschpulver werden Wäsche und Farben geschont, das versprechen zumindest die Werbeslogans. Um den sensiblen Säureschutzmantel der Haut zu hegen und zu pflegen, werden pH-neutrale Seifen empfohlen. Zur Pflege der Mundhöhle nach dem Essen und wenn die Zahnbürste nicht zur Hand ist, kann ein Kaugummi den richtigen pH-Wert zurückbringen. Sollte also nicht auch der pH-Wert beim täglichen Essen und Trinken eine wichtige Rolle spielen? Selbstverständlich braucht der Organismus ausgewogene Verhältnisse zwischen sauer und basisch!

Ernährung gestern und heute

In der Steinzeit, als der Mensch noch als Sammler und Jäger unterwegs war, sorgte die freie Wildbahn für seine Sättigung. Diese häufig mühsam erlegte Beute war nicht nur lebensnotwendig, sondern obendrein fettarm und eiweißreich. Außerdem gab es das Stück Fleisch durchaus nicht täglich, denn das Jagdglück war kein zuverlässiger Gefährte. Also bestand die Nahrung sehr häufig aus Wurzeln, Früchten und Beeren.

Landwirtschaft und Ackerbau führten dazu, dass Fleisch ein Privileg der Reichen wurde, und außerdem hatte der Adel die Jagdrechte inne. Das »gemeine Volk« musste sich vorwiegend mit pflanzlicher Nahrung begnügen, die in erster Linie aus Getreide, Feld- und Hülsenfrüchten bestand. Dies änderte sich vor mehr als 100 Jahren mit der Industrialisierung ganz allmählich. Die expandierende Viehwirtschaft und das feine Ausmahlen des Getreides in Weißmehl, die wachsende industrielle Verarbeitung und Verfeinerung der Nahrungsmittel sowie das enorme Angebot von Zucker und Fetten veränderte bis heute die tägliche Kost beträchtlich.

Mittlerweile ist wieder ein gegenläufiger Trend, besonders bei der jüngeren Generation, erkennbar. Es wird auf Fleisch weitgehend verzichtet und pflanzliche Kost bevorzugt. Neben humanitären und ökonomischen Gesichtspunkten hat diese Ernährungsform auch gesundheitliche Gründe. Die Rinderseuche BSE, die Schweinepest, Medikamenten- und Hormonrückstände, aber auch Salmonellen haben an der Entwicklung einen erheblichen Anteil. Zudem können Fleisch und tierische Fette Übergewicht verursachen, während vorwiegend vegetarische Kost die Möglichkeit bietet, nach Herzenslust zuzulangen.

In erster Linie ist aber das Modediktat der schlanken Linie der Auslöser für kontrolliertes Essen, und nur bedingt erfolgt die Lebensmittelauswahl unter gesundheitlichen Aspekten.

Warum macht überhaupt Fleisch sauer?

Der Genuss von tierischem Eiweiß führt zu einer Anhebung des Säureanteils. Das heisst, je höher der Fleischverzehr, desto höher auch die Säurebelastung. Fleisch enthält beträchtliche Mengen von Phosphor und Schwefel sowie Grundzellsubstanzen, die wir als Purine bezeichnen. Phosphor und Schwefel sind saure Mineralstoffe, während Purine als basisch einzustufen sind. Bei der Verstoffwechselung der Purine bleibt allerdings Harnsäure übrig. Sie ist äußerst giftig und stellt für den menschlichen Organismus eine Belastung dar. Fleischfressende Tiere neutralisieren die Harnsäure, indem sie diese in Allantoin überführen und problemlos über die Nieren ausscheiden. Das kann der Mensch leider nicht, denn er ist nicht zum Fleischesser geboren. Deshalb kann er nur geringe Mengen Harnsäure neutralisieren. Der Hauptanteil wird unter anderem in den Gelenken abgelagert. Auf diese Weise entsteht das Krankheitsbild Gicht.

Purine sind nicht nur im Fleisch, sondern auch in Fisch und Eiern enthalten. Wie die weiteren Säurebildner unserer Wohlstandskost aussehen, können Sie im Kapitel »Säure- und Basenbildner in der Nahrung« nachlesen.

Im ständigen Kampf gegen überflüssige Pfunde und »Rettungsringe« um Bauch und Hüften sind Salate und Gemüse besonders gut dazu geeignet, reichlich lebenswichtige Nährstoffe anzubieten. Eine wichtige Rolle spielen dabei die Ballaststoffe. Sie zählen zu den unverdaulichen, aber sättigenden Nahrungsbestandteilen. Unsere darmeigenen Enzyme können sie nicht oder nur geringfügig aufspalten, sodass sie kaum ins Gewicht fallen. Neben einer Minderung der verzehrten Kalorien, sprich Energie, kommt die Ballastzufuhr dem Stoffwechsel und insbesondere dem Darmtrakt mit seiner Verdauungstätigkeit zugute. Ballaststoffreich sind neben Obst, Salat und Gemüse auch Vollkornprodukte aller Art, Leinsamen, Sonnenblumenkerne und Hülsenfrüchte.

Wenn etwa 60 % der täglichen Kost aus diesen Produkten zusammengestellt werden, ist die andauernde Sorge um das Gewicht und die Verdauung, die schlanke Linie und das gute Aussehen nahezu überflüssig. Wird diese Ernährungsumstellung nicht auf Anhieb vertragen, sind Behutsamkeit und Geduld geboten, damit sich der auf Müßiggang eingestellte Magen-Darm-Trakt ganz allmählich auf die arbeitsintensive Herausforderung einstellen kann. Etwa zwei bis vier Wochen kann die Umstellung in Anspruch nehmen. Dann aber bringt diese Kostgestaltung neben der gewünschten Gewichtsregulierung noch einen anderen unübersehbaren Nutzen mit sich. Die basische Komponente des Angebots wird nämlich so verstärkt. Viele Befürworter der modernen Ernährungsmedizin und Naturheilkunde sind fest davon überzeugt, dass wir heute nicht nur viel zu viel Falsches, sondern auch kopflastig zu sauer essen.

Was bedeutet das für die tägliche Ernährung? Ebenso wie unser Hautorgan ist der gesamte Organismus bestrebt, eine etwa gleichbleibende pH-Qualität aufrecht zu erhalten, um stoffwechselgesund zu bleiben. Im Normalfall halten sich Säuren und Basen die Waage. In den Zellen und dem Bindegewebe liegt weder eine Übersäuerung noch ein Basenüberschuss vor.

Weil durch ein Übermaß an Säuren aus der Nahrung so genannte saure Metaboliten in Geweben und Organen entstehen, müssen diese laufend entsorgt werden, damit sich Leistungseinbußen und gesundheitliche Beschwerden einigermaßen in Grenzen halten. Versagen diese bewährten körpereigenen Puffersysteme, entwickelt sich eine akute Übersäuerung, die sogenannte Azidose. Diese schwere Erkrankung ist jedoch relativ selten und kommt praktisch nur als Folge von Diabetes mellitus oder schweren Atemwegserkrankungen vor. Nach Auffassung von naturheilkundlich orientierten Ärzten ist jedoch die fortschreitende und letztlich chronische Übersäuerung des Organismus eine weit verbreitete Stoffwechselentgleisung bei vielen Menschen der Wohlstandsgesellschaft. Sie trifft als Folge von Fehlernährung, Stress und Bewegungsarmut fast jeden Bundesbürger.

Überwiegend säurehaltig sind neben Fleisch und Fleischprodukten alle zuckerhaltigen Nahrungsmittel und solche, die aus Weißmehl hergestellt werden. Auch Alkohol und Kaffee in großen Mengen lassen den Körper in den sauren Bereich abdriften, und die basenhaltige Komponente wird zunehmend geringer.

Der Ausspruch »Du wirst noch versauern« trifft bei manchen trägen Menschen zu. Denn auch durch Bewegungsmangel verschiebt sich der Säure-Basen-Haushalt zunehmend in den negativen Bereich. Ein Teufelskreis: Ernährt man sich, ohne dieses biologische Gleichgewicht zu beachten, dann fühlt man sich schlapp, ist oft lustlos, und sportliche Aktivitäten fallen flach. Kommt noch belastender Stress hinzu, dann zeigen sich die Folgen der chronischen Übersäuerung des Körpers durch:

- Nachlassen der Leistungsfähigkeit
- Konzentrationsmangel
- Stimmungsschwankungen
- Verdauungsschwierigkeiten
- Schlafstörungen
- kalte Hände und Füße (Durchblutungsstörungen)
- Erschöpfung und Antriebsschwäche

Die Erschöpfung der Puffersysteme des Körpers kann durch organische Symptome wie Infektionsanfälligkeit, rheumatische Beschwerden, Migräne und Kopfschmerzen sowie Depressionen deutlich werden. Mit einer konsequenten Umstellung der Ernährung auf säureneutrale Produkte sowie basische Nahrungsmittel kommt das Säure-Basen-Gleichgewicht wieder in seine biologische Balance. Regelmäßige Bewegung und Antistressprogramme unterstützen diesen Regenerationsprozeß. Ein positiver Nebeneffekt bei einer Ernährungskorrektur nach dem Motto »Weniger säure- und mehr basenreiche Lebensmittel« ist die nachhaltige Gewichtsregulierung. Wird gesünder gegessen und getrunken, hält der Körper sein Gewicht auf ganz natürliche Weise, ohne den gefürchteten Jojo-Effekt (rasche Gewichtszunahme nach Beendigung einer Diät).

Kommen wir zu unserem geplagten Magen nach einem reichlichen Menü zurück. Das Ungleichgewicht des Säure-Basen-Haushaltes führt zu spürbaren Entgleisungen der Magen-Darm-Tätigkeit, zu Gärungsprozessen, quälenden Blähungen und anhaltenden Verdauungsstörungen. Schleichende Darmentzündungen und Darmpilzerkrankungen können auch die unmittelbare Folge anhaltender Übersäuerung sein. Der strapazierte Verdauungstrakt benötigt basische Entlastung für seine anstrengende Tätigkeit. Das Gleiche gilt für das Blut; wenn das Säure-Basen-Gleichgewicht nicht aufrecht erhalten wird, läuft es aus dem Ruder und fliesst nicht optimal. Das kann zu Blutdruckschwankungen, Schwindelgefühl, selbst zu Herzrhythmus-Störungen und beklemmend hartnäckigem Druck im Brustbereich führen. Es gibt mittlerweile zahlreiche Anhaltspunkte dafür, dass eine latente Übersäuerung der Auslöser für körperliche, geistige sowie seelische Probleme sein kann.

Einige Lösungsvorschläge werden in den folgenden Kapiteln ausführlich beschrieben. Gleich zu Beginn muss ganz klar gesagt werden: Sauer macht keinesfalls lustig, sondern krank. Aber weder Zitronensaft noch saure Äpfel oder Essiggurken sind die Auslöser einer Übersäuerung. Sie ist vielmehr ein multikausales Geschehen, wie die Experten sagen. Zahlreiche Pflanzen gedeihen auf sauren Böden hervorragend. Der Mensch gehört leider nicht dazu. Denn er braucht ein leicht basisches Milieu für einen gut funktionierenden Stoffwechsel. Wenn wir den Säure-Basen-Haushalt berücksichtigen und verstehen, können wir für sein Gleichgewicht eine Menge tun.

Obwohl die fein abgestimmten Regelungsabläufe längst bekannt sind und die Ärzte wissen müssten, dass in der Gesundheitspflege nach den Ursachen geforscht und vorbeugend gehandelt werden sollte, stimmt folgende Erkenntnis doch sehr nachdenklich: In den medizinischen Standardwerken findet sich zwar der Begriff Azidose, aber von *Übersäuerung*, dem Zustand, der schätzungsweise auf jeden zweiten Bundesbürger zutrifft, ist nichts zu lesen. Das bedeutet, wir sollten die Verantwortung für unsere Gesundheit selbst in die Hand nehmen und lernen, mit den entsprechenden Mitteln vorzubeugen. Wer aktiv und rechtzeitig gegen die Übersäuerung seines Körpers vorgeht, kann sich weitgehend vor der Ausbildung ernster Erkrankungen schützen.

Sauer macht überhaupt nicht lustig

Die Aufrechterhaltung fein abgestimmter pH-Werte in Blut, Zellinnerem und Bindegewebe gilt als Voraussetzung für die optimale Funktionsfähigkeit aller Stoffwechselabläufe. Eine Reihe von Puffer- oder Regulationssystemen in Blut, Nieren und Lunge, Bindegewebe, Haut und Leber, Galle und Darm neutralisieren die im normalen Stoffwechselgeschehen anfallenden Säuren. Hinzu kommen solche, die wir mit der Nahrung zu uns nehmen. Basen sorgen dafür, dass der pH-Wert des Blutes konstant gehalten werden kann. Er schwankt in einem sehr eng begrenzten Bereich. Arterielles Blut liegt bei einem pH-Wert von 7,35 bis 7,45, und venöses Blut schwankt zwischen den pH-Werten 7,32 bis 7,43. Jede Abweichung außerhalb dieses Normbereichs nach oben (Alkalose) oder nach unten (Azidose) kann lebensgefährliche Folgen haben.

Durch die Veränderung des pH-Wertes werden unter anderem der normale Zustand der Eiweißstoffe, die Funktionen der Zellmembranen und die Wirkweise der Enzyme – wichtige Zündkerzen im Stoffwechselsystem – beeinträchtigt (siehe Abbildung 1).

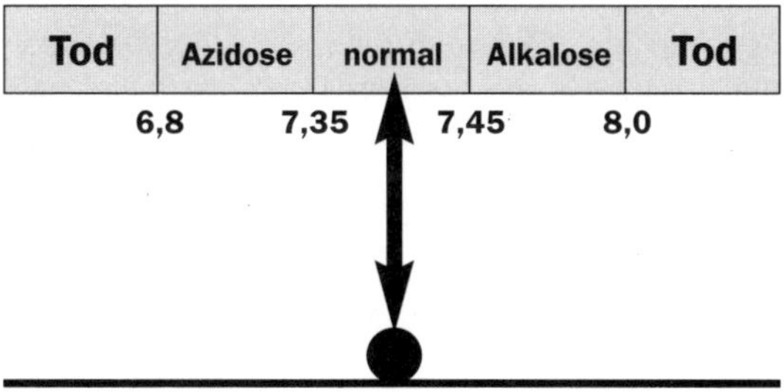

Abbildung 1: *Mehrere Puffersysteme neutralisieren im Stoffwechsel anfallende Säuren und Basen und halten so den pH-Wert in einem sehr engen Bereich konstant.*

Im Blut sorgen vier große Puffersysteme für einen ausgeglichenen Säure-Basen-Haushalt. Es handelt sich hierbei im Wesentlichen um:

- Bicarbonat / Kohlensäure (53 %)
- Hämoglobin (35 %)
- Proteinat / Protein (7 %)
- Hydrogenphosphat / Dihydrogenphosphat (5 %)

Die anfallenden Säuren werden in erster Linie über die Bicarbonatpuffersysteme neutralisiert und durch die ableitenden Organe des Körpers ausgeschieden. Hierbei handelt es sich um die Haut in Form von Schweiß, die Lunge durch CO_2-Abatmung und die Niere durch die Ausscheidung nicht gasförmiger Stoffwechselendprodukte über den Urin. Bei starker Säureüberlastung kann durch Beschleunigung der Atmung (Hyperventilation) überschüssiges Kohlendioxid abgegeben werden. Die Niere bindet zum Beispiel Ammoniak, das in Form von Ammonium-Ionen mit dem Harn den Körper verlässt.

Wenn diese Sicherungssysteme nicht ausreichen, bietet das Bindegewebe eine vorübergehende Lagerung an. Es wirkt für alle nicht abgepufferten Säuren wie eine Halde mit nahezu unbegrenzter Depotfunktion, z. B. durch die säurebindenden Glycoproteinat-Puffer.

Oberstes Ziel ist stets ein konstanter pH-Wert des Blutes. Dafür sucht sich der Körper jede mögliche Kompensation.

In der täglichen Praxis ist auch nicht die Übersäuerung des Blutes die Regel, sondern die des Bindegewebes. Sie gilt als Hauptproblem und eigentliche Ursache vieler Krankheiten und ist heute in der Bevölkerung weit verbreitet. Sie besteht in einer erkennbaren Minderung der biologischen Pufferkapazität ohne Änderung des Blut-pH-Wertes. Wie ist das möglich? Der Körper hilft sich auf erstaunliche Weise, wenn der Säureüberschuß nicht mit Hilfe basischer Kost reguliert wird. Er zapft die basischen Mineralien aus den körpereigenen Reserven an. Es handelt sich hierbei um die unverzichtbaren Mengenelemente aus Mineralmaterie wie Calcium und Magnesium sowie um die Spurenelemente Zink, Mangan und Kupfer. Diese werden dem Knochengerüst und den Zähnen entnommen, kreisen im Blut und werden zur Neutralisierung des Blutes und der Organsysteme genutzt. Aber sie fehlen dann an allen Ecken des Körpers, und dies führt nach und nach zu folgenschweren Gesundheitsstörungen, wenn der rettende Nachschub ausbleibt. So können beispielsweise

- Kreislaufprobleme
- nervöse Reizzustände
- innere Unruhe
- Wadenkrämpfe
- Schlafstörungen

Anzeichen dafür sein, dass der Körper mit einer Unterversorgung an basenbildenden Mineralien auskommen muss. Dem Organismus droht unter anderem eine Calcium- Unterversorgung, die zu Osteoporose (Knochenbrüchigkeit) führen kann.

Fehlende Kondition und falsche Bewegungsabläufe wirken sich im Freizeitsport nachteilig aus. Dass ein gestörter Säure-Basen-Haushalt hier eine ganz entscheidende Rolle spielt, wird in den meisten Fällen nicht erkannt. Wie bereits erwähnt, wählt der Organismus die Zwischenlagerung von überschüssigen Säuren im Bindegewebe, wenn die gezielte basische Gegensteuerung ausbleibt. Diese Überlastung macht sich durch Muskelverspannungen, Gelenkschmerzen und Erschöpfung bemerkbar. Auch ein Muskelkater entsteht durch Gewebe-Übersäuerung, und je saurer wir unter körperlicher Belastung werden, desto unangenehmer sind die Folgen. Ausdauer, Vitalität und natürlich auch die gute Laune bleiben dann bald auf der Strecke. Dazu kommen Gliederschmerzen, Arthrose, Wirbelsäulen- und Bandscheibenbeschwerden und einiges mehr. Auch der berühmt-berüchtigte Hexenschuss ist im Grunde genommen nichts anderes als eine Reaktion auf die Säureüberladung.

Das Bindegewebe, Müllhalde des Körpers?

Wie schon mehrmals betont, spielt die industriell gefertigte Wohlstandsernährung für den Säure-Basen-Haushalt eine entscheidende Rolle. Dabei kommt es jedoch nicht nur darauf an, alle lebensnotwendigen Vitamine, Mengen- und Spurenelemente in ausreichender Menge aufzunehmen. Im Laufe der Jahre sammelt sich im Organismus eine ganze Menge »Abfall«, der regelmäßig beseitigt werden sollte. Sehen wir uns daher einmal an, wie die Ernährung eigentlich funktioniert. Mit der täglichen Kost nehmen wir Eiweiß, Fett und Kohlenhydrate auf. Vor ihrem Übertritt in die Blutbahn müssen diese Substanzen von ungezählten Verdauungsenzymen in ihre Einzelbausteine zerlegt werden. Diese wandern dann durch die Darmschleimhaut in die Blutgefässe und werden über den Blutkreislauf zu den einzelnen Körperzellen transportiert. In diesen Körperzellen kommt es mit Hilfe des Sauerstoffes zum Aufbau körpereigener Moleküle und zur »Verbrennung«, also zur Energiegewinnung (ATP).

Welche Rolle spielt dabei das Bindegewebe?

Wenn die Nährstoffe vom Darm in das Blut übergehen und von dort in die Zellen gelangen sollen, müssen sie zuvor das Bindegewebe passieren. Dieses umgibt alle unsere Körperfasern und -zellen wie ein schützendes Bett, sodass keine einzige Zelle in direktem Kontakt mit ihrer Nachbarschaftszelle steht. Auch die haarfeinen Blutgefässe (Kapillaren), die das Übertreten der Nährstoffe ermöglichen und Zellendprodukte aufnehmen, sind von Bindegewebe umgeben. Das Bindegewebe erfüllt nicht nur die Aufgabe, unsere Körperzellen zu schützen und miteinander zu verbinden, sondern es dient auch als Molekularsieb gegenüber körperfremden Stoffen und nicht zuletzt auch als Auffanglager für Stoffwechselschlacken aus dem Zellinneren. Das Bindegewebe durchzieht unseren gesamten Körper von Kopf bis Fuß und steht als einziges Organsystem mit jeder der 60 bis 100 Körperzellen in direktem Kontakt.

Die Folgen einer Bindegewebe-Übersäuerung

Ebenso wie die Qualität des Erdreichs über das Wachstum und Gedeihen einer Pflanze entscheidet, ist die störungsfreie Funktionsfähigkeit aller unserer Körperzellen vom Zustand des Bindegewebes abhängig. Man spricht in diesem Zusammenhang auch vom guten oder mäßigen »Körpermilieu«. Jede Abweichung vom biologisch ausgewogenen Milieu gefährdet die Gesundheit. Je größer die Abweichung, desto schwerer die Störung oder Erkrankung. Milieuänderungen sind auf verschiedene Ursachen zurückzuführen. So werden zum Beispiel giftige Substanzen, wie Harnsäure oder auch Harnstoff sowie das berüchtigte Cholesterin, im Bindegewebe abgelagert, sodass es sich mit der Zeit verdickt, ausdehnt und zähflüssig wird. Nun kann die Zelle nicht mehr ausreichend mit Nährstoffen versorgt werden. Zudem gerät der Abtransport der Stoffwechselendprodukte aus dem Zellinneren ins Stocken. Die Zellen »ersticken« buchstäblich an den Ablagerungen. Dazu reizen, entzünden und zerstören schlimmstenfalls diese aggressiven Abfallprodukte direkt das Gewebe.

Wird diese Situation noch dadurch verschärft, dass wir unserem Körper ein Übermaß an Säuren durch Lebensmittel und Getränke zuführen, entzieht er Knochen und Zähnen ständig basische Mineralstoffe zur Überbrückung. Da diese mineralischen Reserven jedoch nicht beliebig lange angezapft werden können, wird der Organismus krank, wenn diese erschöpft sind.

Bei einer Übersäuerung wird immer das gesamte Bindegewebe erfasst, und deshalb sind auch die Auswirkungen weitverzweigt. Zu den direkten Säureschäden kommt der ständige Mineralstoffverlust, der sich auf das gesamte vernetzte System des Organismus auswirkt. Wie vielschichtig die Symptome einer Übersäuerung sein können, zeigt die Abbildung 2 (Seite 26).

Die Rolle der Umwelt

Nach jahrzehntelanger Übersäuerung aller Körpersysteme reicht es oft nicht mehr aus, die Ernährung auf basenbildende Nahrungsmittel umzustellen. Die Puffersysteme in den Körperflüssigkeiten sind schon zu lange überfordert worden.

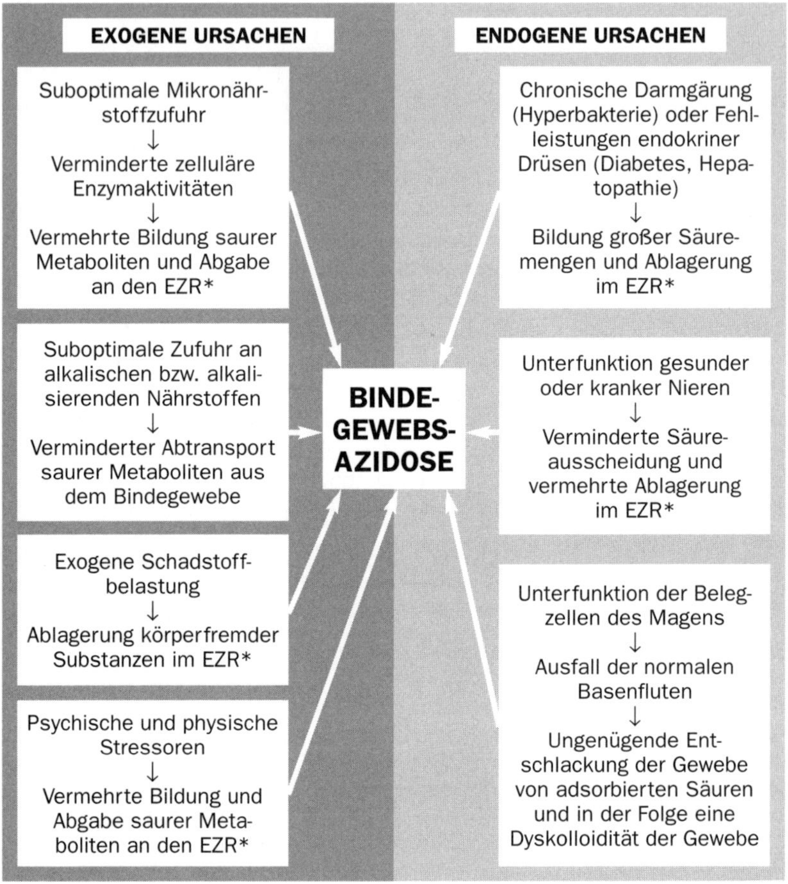

Abbildung 2

Ein weiterer Gesichtspunkt darf in diesem Zusammenhang nicht übersehen werden, wenn wir über die *gesunde Ernährung* nachdenken. Bereits in den Siebzigerjahren wurde in den USA und in Kanada vor »acidification«, der schleichenden Versauerung der

* EZR = Extrazellularraum, d. h. der Raum um die einzelnen Zellen herum

Erde gewarnt, und trotz vieler Diskussionen ist die Übersäuerung der Böden ein unverändertes Problem. Wenn Bäume erkranken und der Wald zum Sorgenkind wird, wenn Baudenkmäler zerfressen werden, dann ist es überaus naiv zu glauben, dass dies keinen Einfluss auf die menschliche Gesundheit hätte. Der saure Regen hinterlässt seine Spuren bei Menschen, Tieren und Pflanzen.

Es ist kein Geheimnis, dass Regenwasser früher einen biologischen pH-Wert von 5,6 besaß. So war es zumindest vor der Industrialisierung. Jetzt ist die Anpassungsfähigkeit des Menschen gefordert, denn der Säuregrad unseres Regens liegt nach Untersuchungen von 1995 bei 4,0. Das Resultat sinkender pH-Werte war bereits in den Achtzigerjahren bekannt. Fallen sie durch die angestiegenen Säurewerte des Regens unter 5,2, sterben Wasserflöhe, Lachse vermehren sich nicht mehr, und bei einem pH-Wert von 4,0 können Karpfen nicht überleben.

Die Entwicklung des pH-Wertes im Regenwasser

Jahr	1965	1970	1984	1995
pH-Wert	5,2	4,4	4,1	4,0

Wer heute erklärt, gesunde Ernährung sei mit großen Mengen von Früchten, Salat und Gemüse aus biologischem Anbau ohne weiteres möglich, vergisst, dass der Regen heute fast vierzigmal saurer ist als vor dreißig Jahren. Er geht auf alle Gemüse- und Getreidepflanzen nieder und verringert ihre basischen Substanzen. Durch den wachsenden Säuregrad des Regens sind die Einbußen an Mineralstoffen, Spurenelementen und Vitaminen bei unseren Nahrungspflanzen erheblich. Wenn wir ignorieren, dass der Luftraum nicht ungehindert für den Ausstoß säurebildender Gase zur Verfügung steht, dann müssen wir damit rechnen, dass unser Planet weiter versauert.

Eine Ernährungsumstellung auf basenbildende Produkte ist nicht die einzige Möglichkeit einer Übersäuerung entgegenzuwirken. Wir können unserem Körper auch jene Mineralstoffe, Spurenelemente sowie Vitamine zuführen, die dazu beitragen, den Säureüberschuß verlässlich abzupuffern. Zu diesen Mikronährstoffen gehören unter anderem Calcium und Magnesium sowie die lebenswichtigen Spurenelemente. Auf diese Weise können abgelagerte saure Stoffwechselschlacken nach und nach gelöst und über Blutbahn und Nieren ausgeschieden werden. Einer ungehinderten Versorgung der Körperzellen mit lebenswichtigen Nahrungsbausteinen steht nun nichts mehr im Weg, und die Entsorgung von Stoffwechselendprodukten ist gewährleistet. Damit verschwinden auch die meisten Befindlichkeitsstörungen und Erkrankungen auf körperlicher, geistiger und seelischer Ebene.

Der Stoffwechsel – ein gewaltiges Biounternehmen

Jede körperliche oder geistige Tätigkeit erfordert Energie, und nur wenn diese Energie ausreichend vorhanden ist, befindet sich der Organismus in der optimalen Balance. Es mag auf den ersten Blick als Binsenweisheit erscheinen, aber wir müssen uns klarmachen, dass sowohl die von außen wahrnehmbaren körperlichen und geistigen Leistungen, als auch die vielschichtigen, elementaren Abläufe innerhalb des menschlichen Körpers laufend Energie anfordern und verbrauchen. Das gilt selbst im Schlaf oder im Zustand körperlicher Ruhe. Es handelt sich dabei um die Herztätigkeit, das Kreislaufsystem, die Verdauung und Atmung sowie die Aufrechterhaltung einer gleichbleibenden Körpertemperatur.

Mit der Aufnahme von flüssiger und fester Nahrung zahlt der Mensch laufend auf sein Energiekonto ein und sorgt damit für eine mehr oder minder ausgeglichene Bilanz.

Energielieferanten sind Fette und Kohlenhydrate, deren jeweiliges Maß der Energiebereitstellung in Kalorien oder Joule pro verzehrtem Gramm berechnet wird. Eiweißbausteine aus Fleisch und Milch sowie Milchprodukten, Eiern und Fisch dienen weniger der Energiegewinnung als vielmehr dem Aufbau und der Regeneration von Körpersubstanz. Diese unverzichtbaren Proteine setzen zudem eine Fülle von Steuerungs- und Wirkstoffen in Gang. Es handelt sich beispielsweise um zahlreiche Enzyme, die zur Verdauung und Verwertung der Nahrung unentbehrlich sind, und um die Hormone. Hier spricht man dann auch vom Baustoffwechsel oder Energiestoffwechsel.

Es ist natürlich nicht ausreichend, wenn nur genügend Eiweiß und Fett, Kohlenhydrate und unverzichtbares Wasser auf dem täglichen Speiseplan stehen. Es sind die lebenswichtigen Vitamine und Mineralien in Form von Mengen- und Spurenelementen, die den Stoffwechsel ankurbeln und für die Energiegewinnung unverzichtbar sind. Genauer betrachtet sind es vor allem die essentiellen Aminosäuren und ebenfalls die mehrfach ungesättigten Fettsäuren, die der Organismus unbedingt benötigt. Allein eine lückenlose Versorgung mit diesen Mikronährstoffen kann reguläre Stoffwechselabläufe sowie eine Vielzahl von Steuerungs-, Regler- und Schutzfunktionen gewährleiten.

Wie verläuft die Bereitstellung der Energie im Körper?

Jeder weiß, dass die Verdauung bereits in der Mundhöhle mit herzhaftem Kauen und Einspeicheln der Nahrung beginnt. Dann gleitet der Nahrungsbrei portionsweise in den Magen und tritt von dort, nach unterschiedlicher Verweildauer, in den Zwölffingerdarm über. Beim nächsten Schritt gelangt die angedaute Nahrung in den Dünndarm, wandert durch die anschließenden Darmabschnitte, und der unverwertbare Anteil wird später ausgeschieden. An diesen nur grob aufgezeichneten Abläufen ist eine Vielzahl von Enzymen als Helfershelfer beteiligt. Diese Lotsen zerlegen und verwandeln das Nahrungsgemisch. Aus Eiweiß entstehen Aminosäure, das Nahrungsfett wird in Glycerin und Fettsäuren aufgespaltet, und die Kohlenhydrate werden in Einfachzucker (Monosaccharide) zerlegt. Erst nach dieser aufwendigen Prozedur kann der Organismus mit der Energiegewinnung starten oder auch dringend notwendige Hilfsprogramme in Angriff nehmen.

Die eigentliche Energiebereitstellung erfolgt im Inneren der 60 bis 100 Billionen Körperzellen. Dazu benötigen unsere Lebensbausteine Sauerstoff aus der Atemluft und Nährstoffe, die der Blutstrom anliefert. In den Körperzellen wirken die Mitochondrien, die wie stäbchenförmige oder kugelige Zellorganellen aussehen und ständig in Bewegung sind.

Die Energiebereitstellung im Körper ist eine Art Verbrennungsprozess, der sogar mit der Funktion eines Ofens verglichen werden kann. Die angelieferten Nahrungsbestandteile verbrennen nämlich unter der ständigen Kontrolle und Präsenz von Sauerstoff. Diesen Vorgang bezeichnet man auch als Oxidation.

Die bei der Oxidation von Nährstoffen freiwerdende Energie verwendet der Stoffwechsel, um eine bestimmte chemische Verbindung aufzubauen, das Adenosintriphosphat, abgekürzt ATP. Diese energiereiche Phosphatverbindung dient dem gesamten Körper als Energielieferant. Sie wird in den Mitochondrien gebildet und dann vom Körper als biochemisches Wechselgeld gehandelt. ATP kann also überall dort gewinnbringend genutzt werden, wo Energie notwendig ist. Die zum Aufbau der ATP-Moleküle benötigte und damit in ihnen gespeicherte Energie wird bei ihrer chemischen Aufspaltung wieder frei.

Ungehindert und zuverlässig verläuft diese Energieproduktion nur dann, wenn neben Sauerstoff aus der Atemluft auch alle 50 Nahrungssubstanzen in ausgewogener Menge zur Verfügung stehen. Die Verfügbarkeit dieser Substanzen ist für den menschlichen Organismus zu einer essentiellen Selbstverständlichkeit geworden. Aber genau hier liegt das Problem für unser heutiges Ernährungsdilemma begraben. Wir Deutsche sind ein verwöhntes und übersattes Volk. Trotzdem hungern die meisten unter uns nach lebenswichtigen Nährstoffen und ahnen nichts davon. Der uralte Traum vom Schlaraffenland, dem märchenhaften Paradies mit allen Köstlichkeiten, die nie zur Neige gehen, ist für uns Wirklichkeit geworden. Wir gehören zu den Privilegierten, während viele Menschen in anderen Erdteilen hungern müssen und kaum ihren täglichen Bedarf decken können. Die hochtechnisierten Fertigungsmethoden unserer Nahrungsmittelindustrie ermöglichen uns diesen Wohlstand, und so werden wir auch noch zu erschwinglichen Preisen reichlich satt. Aber wieviel Wertloses, Veredeltes, Vorgefertigtes und Verfälschtes, Kalorienreduziertes und Ungesundes stopfen wir dabei gedankenlos in uns hinein? Die mundgerecht fabrizierten Wohlstandshäppchen gehören mittlerweile, und das sogar schon von Kindesbeinen an, zur täglichen Essensrealität. Mit einer gesunden, dem Energiebedarf angepassten Ernährung, die alle elementaren Nährstoffe enthält, hat diese Form der Sättigung wenig zu tun. Während die

Energieaufnahme meist reichlich ist, sieht es mit den essentiellen Mikronährstoffen ziemlich düster aus. Dazu ein Beispiel: Wir kaufen im Supermarkt ein »reines« Pflanzenöl, dessen natürliche Inhaltsstoffe durch die hochtechnisierte und sehr ökonomische Heißpressung verloren gehen. Wer denkt bei dem Griff in das Regal an die Qualität des Pflanzenöls? Wer seinen Säure-Basen-Haushalt aber in der Balance halten will, der sollte beim Einkauf auf Qualität und nicht nur auf den Preis achten. Allein die schonende Kaltpressung der Ölsaat bewahrt das Speiseöl vor dem Verlust seiner natürlichen Wirkstoffe. Die »reine« Qualität hat natürlich auch ihren Preis. Der Begriff der Auslobung auf dem Etikett bedeutet nichts anderes als vollständig denaturiert. Die ausgelobten Vitamine werden in der Regel erst nach der Heißpressung hinzugefügt. In welcher Menge und Zusammensetzung bleibt allerdings meist das Geheimnis der Hersteller und lässt den Inhalt nicht ranzig werden. Allgemein ist hierzu zu sagen: Je mehr Verarbeitungsvorgänge durch industrielle Fertigung, weite Transportwege und länger andauernde Lagerzeiten unsere Nahrungsmittel hinter sich haben, umso größer ist auch das Risiko, dass die wertvollen Mikronährstoffe verloren gehen. Außerdem liegen dann auch Konservierungsstoffe, Geschmacksverstärker, aromatische Substanzen, Emulgatoren und appetitanregende, schönende Farbstoffe aus der Zauberküche des Chemielabors mit auf dem Teller. Dabei handelt es sich eindeutig um körperfremde Substanzen, selbst wenn jede einzelne das Prädikat unbedenklich trägt. Laut Lebensmittelgesetz gibt es ganz bestimmte Höchstwerte für solche Substanzen, und auch wenn diese nicht überschritten werden, macht sich niemand darüber Gedanken, wie die Summe aller dieser verzehrten Beigaben auf den Organismus wirkt. Der Körper muss sich mit der steten Zunahme dieser erlaubten Zusatzstoffe auseinandersetzen. Liegt da nicht die Vermutung nahe, dass eine unzulängliche Anlieferung basenbildender Nährstoffe auf der einen, und die Mischung körperfremder Substanzen im Essen auf der anderen Seite, den Säure-Basen-Haushalt zusätzlich aus dem Gleichgewicht bringen? Deshalb ist auf jeden Fall eine Nahrungsergänzung in Form von basischen Mikronährstoffen sinnvoll.

Gewebeübersäuerung und Zivilisationserkrankungen

Die pH-Werte von Körperflüssigkeiten des Menschen bewegen sich in sehr eng begrenzten Bereichen. Um diesen Normalzustand aufrecht zu erhalten, stehen dem Organismus eine Reihe von Puffersystemen in Blut, Bindegewebe und Nieren zur Verfügung. Diese Systeme bieten die notwendigen Basen- und Puffersalze, um Säureschäden weitgehend auszuschliessen. Die Pufferbasen können nur aus Substanzen hergestellt werden, die mit dem Nahrungsangebot in den Blutkreislauf gelangen. Ist ihre Zusammensetzung und Menge unzulänglich, versagen mit der Zeit auch die Schutzsysteme. Der Säureüberschuss ruft Gewebsschäden hervor, die zu einer Reihe von bekannten Erkrankungen wie Arteriosklerose, Osteoporose und weiteren Organinsuffizienzen führen. Eine basenreiche Nahrung wird damit zur Grundlage jeder Heilbehandlung und auch der Vorbeugung. Nur mit einer konsequenten basenreichen Nahrung ist es möglich, die physiologisch ausgewogene Stoffwechsel-Grundregulation wiederherzustellen, und gleichermaßen können die Selbstheilungskräfte des Körpers wieder angeregt werden.

Was charakterisiert Säuren und Basen und welche Rolle spielt der pH-Wert?

Vom pH-Wert gesteuerte Vorgänge im Körper sind immer ganz bestimmte Reaktionen in wässrigen Systemen. Um Säuren, Basen und den pH-Wert ausreichend zu definieren, ist eine Beschreibung aus dem Jahre 1884 noch immer gültig.

Säuren: Es handelt sich um Substanzen, die in wässriger Lösung Wasserstoff(H^+)-Ionen abgeben. Säuren aus Nahrungsmitteln zerfallen, d. h. dissoziieren mehr oder weniger stark, und ein hoher Dissoziationsgrad wie Salzsäure kennzeichnet eine sehr starke Säure. Ein niedriger Dissoziationsgrad gilt als Merkmal von mittelstarken Säuren, wie Essigsäure, und schwachen Säuren, zum Beispiel Apfelsäure. In den letzteren Bereich passen alle mit der Nahrung zugeführten organischen Säuren.

Basen: Es handelt sich um Substanzen, die in wässriger Lösung Hydroxyl(OH^-)-Ionen abspalten. Dies betrifft unmittelbar nur Basen oder Laugen, die in ihren Molekülen abspaltungsfähige OH-Ionen aufweisen. Aus anderen Basen werden Hydroxylionen erst durch bestimmte chemische Reaktionen mit Wasser als dem entsprechenden Lösungsmittel gebildet.

Alle Substanzen aus dem Zerfall von Säuren, Laugen und Salzen reagieren in so definierter Weise mit dem Wasser. Hierbei wird eine mehr oder weniger große Konzentration an Wasserstoffionen frei, und die Zerfallsprodukte können das Dissoziationsgleichgewicht des Wassers beeinflussen.

Beim Zerfall von Säuren werden reichlich Wasserstoffionen frei, beim Zerfall von Laugen nur wenige. Die Konzentration der Ionen beim Zerfall von Säuren, Laugen oder Salzen kann nur durch die Wasserstoffionenkonzentration gemessen werden. Diese Konzentration wird mathematisch durch die Bezeichnung des pH-Wertes erfasst und veranschaulicht, da sich aus dem einfachen Zahlen relativ gute Vergleichsdaten ergeben. Weil mit den pH-Angaben oft größere Konzentrationsbereiche überbrückt werden müssen, erleichtert die Wasserstoffionenkonzentration, also der pH-Wert, die Übersicht über die jeweiligen Daten beträchtlich.

Es bleibt aber prinzipiell dabei, dass der jeweilige pH-Wert von Flüssigkeiten immer die Konzentration der Wasserstoffionen ausdrückt, die von der untersuchten Substanz in wässrigen Lösungen freigesetzt werden.

Neutrale Lösungen haben den pH-Wert 7,
Saure Lösungen zwischen 0 und 7,
Basische Lösungen zwischen 7 und 14.

Je geringer der Zahlenwert, umso höher ist die Konzentration der Wasserstoffionen, d. h. desto saurer ist die Lösung. In unserem Themenbereich, des Säure-Basen-Haushaltes und dem Angebot aus Lebensmitteln, haben wir es in der Regel mit pH-Werten zwischen vier und acht zu tun.

Salze und Pufferlösungen

Salze, die in Wasser vollständig zerfallen, sind in Form eines Ionengitters aufgebaut. Ob die Salzlösung sauer, basisch oder neutral reagiert, hängt von den Ionen ab, aus denen die Salze gebildet sind. Salze aus starker Säure und starker Lauge reagieren neutral (Kochsalz). Salze aus starker Säure und schwacher Base reagieren sauer, während Salze aus starker Base und schwacher Säure basisch reagieren. Die Ursache liegt in der unterschiedlichen Reaktion der einzelnen Ionentypen mit dem Wasser. Da Salze in Lösungen vollständig zerfallen, ist die Art der Salze, die wir mit der Nahrung aufnehmen, hinsichtlich des pH-Wertes weniger maßgebend. Wichtig für den pH-Wert der Kost ist vor allem die Menge der aufgenommenen Ionensorten. Nehmen wir zum Beispiel ausgewogene Mengen von Natriumionen und Chloridionen auf, bleibt der pH-Wert unverändert. Verringern wir die Chloridionen, dann überwiegen die basischen Natriumionen, und der pH-Wert des Organismus wird in die basische Richtung gebracht.

Der Organismus bedient sich zahlreicher Puffersysteme, um trotz der mengenmäßig verschiedenartigen Zufuhr der einzelnen Ionensorten seinen biologischen pH-Bereich aufrecht zu erhalten. Die gepufferten Lösungen zeichnen sich durch einen stabilen pH-Wert aus, der sich auch unter der Zugabe geringer Mengen von Säuren und Laugen nicht wesentlich ändert. Alle Flüssigkeiten im menschlichen Körper werden auf diese Weise – mehr oder weniger ausgeprägt – abgepuffert. Jede Pufferlösung besteht aus einer schwachen Säure (Base) und einem Salz dieser Säure (Base).

An folgendem Beispiel soll der chemische Vorgang erläutert werden: Gibt man zu einem Acetatpuffer Natronlauge, reagiert diese mit der Essigsäure des Puffers zu Natriumacetat. Damit wird der essigsaure Anteil der Pufferlösung vermindert, der Natriumacetat-Anteil hingegen steigt an. Die zugeführte Lauge wird auf Kosten der verstärkten Salzbildung verbraucht und kann den pH-Wert nicht mehr verändern.

Pufferlösungen entfernen Säuren oder Basen durch die Bildung von neuen Säuren und Basen, die weniger stark zerfallen und die Wasserstoffionenkonzentration nur gering verändern.

Was leisten die einzelnen Puffersysteme?

Das Blut

Das eingespielte Zusammenwirken der Puffersysteme sorgt für einen pH-Wert des Blutes zwischen 7,35 und 7,45. Im Rahmen dieser engen Grenzen verändert sich der pH-Wert des Blutes mit jedem Atemzug. Wichtig ist die Bestimmung des Blut-pH-Wertes nur dann, wenn er über oder unter dem Sollbereich liegt. Bei einem Wert unter 6,8 (Azidose) oder über 8,0 (Alkalose = Basenüberschuss) besteht Lebensgefahr. Die Notfall- und Intensivmedizin bestimmt diese Werte durch eine Blutgasanalyse. Der Blutpuffer besteht zu etwa 53 % aus Kohlensäure – Natriumbicarbonat –, zu 35 % aus einem Hämoglobin-Puffersystem (aus Blutproteinen) und zu 7 % aus einem Proteinpuffer, das sind Proteine des Blutserums. Hinzu kommen etwa 5 % aus einem sogenannten Phosphatpuffer. Allerdings schwanken die Angaben der Experten. Aus der Pufferung ergibt sich, dass aus einer alleinigen Messung des pH-Wertes niemals auf eine Gewebeübersäuerung geschlossen werden kann. Es muss daher nach der Pufferkapazität gefragt werden, denn sie liefert eine Aussage, inwieweit von der Nahrung hervorgerufene Säurespitzen durch das Blut abgefangen werden können, ohne eine Schädigung hervorzurufen. Die Pufferkapazität kann aber auch von einer Blutanalyse bestimmt werden. Sie bleibt jedoch unzulänglich, da nur die Kapazität des Bicarbonat-Puffers ermittelt wird. Die übliche Blutgasanalyse erfasst nämlich nur die Hälfte des gesamten Puffersystems! Die Berechnung erfolgt auf der Grundlage einer Messung des Kohlendioxyd-Partialdrucks. Es handelt sich dabei um den Druck einer Substanz in Gasgemischen, der in Folge des Pufferungsprozesses variiert. Damit ist die Kohlensäure die einzige Komponente im Blut, die so erfasst werden kann. Die überwiegende Menge des Säureanteils ist jedoch im Gegensatz zur Kohlensäure nicht gasförmig. Sie schädigt die empfindlichen Zellbestandteile im Blutstrom und alle mit ihm verbundenen Organe, ohne bestimmt oder entdeckt zu werden. Ist das Puffersystem des Blutes überfordert, bewegt sich sein pH-Wert im unteren Grenzbereich. Es entstehen Säureschäden an den Blutzellen und im Gefäßsystem. Eine wichtige Voraussetzung für die Durchblutung ist die Anpassungsfähigkeit, sprich Verformbarkeit der roten Blutkörperchen. Sie sind für die Sauerstoffversorgung verantwortlich und ihre Verformbarkeit ist pH-abhängig! Mit zunehmender Säuerung des Blutes versteifen sich die roten Blutkörperchen und verklumpen. Zusammenballungen von roten Blutkörperchen können im Gefäßsystem nicht nur zu Verengungen, sondern auch zu Gefäßverschlüssen führen. In jedem Fall verschlechtert sich die Sauerstoffversorgung im gesamten Körper, und somit wird eine Übersäuerung des Gewebes verursacht. Außerdem kommt es zu Stauungen bei der Entsorgung saurer Stoffwechselendprodukte. Diese Verklumpungen der Blutkörperchen sind mikroskopisch nachweisbar. Sie können beispielsweise im Augenhintergrund festgestellt werden. Ein Sauerstoff-Notstand zwingt den Organismus dazu, über die Erhöhung des Blutdrucks die kritische Situation auszugleichen. Durch die üblichen blutdrucksenkenden Medikamente kann jedoch die Übersäuerung in den Geweben und die Anhäufung von Stoffwechselschlacken nicht abgebaut werden. Der Körper muss sich aus eigener Kraft anderweitig helfen und nutzt – wie bereits beschrieben – das Bindegewebe als Deponie.

Puffersystem Bindegewebe

Im Bindegewebe reagieren die Pufferungen anders als im Blut, d. h., wegen der physiologischen Notwendigkeit arbeiten sie weniger mit freien Elektrolyten wie Säuren, Laugen und Salzen, sondern mit gebundenen Puffersystemen. Die kollagenen Fasern des Bindegewebes quellen bei Säureüberlastung auf und verursachen als Muskelkater Schmerzen. Während die Blutpufferung für ein aufgenommenes Säuremolekül ein anderes, nämlich Kohlensäure ausscheiden kann, verfügt das Bindegewebe nicht über diese direkte Möglichkeit. Die hier anfallenden Säuren können nur abgepuffert und solange zwischengelagert werden, bis sie mit dem Blutstrom abtransportiert werden. Die meisten Säuren entstehen durch Stoffwechselprozesse innerhalb der einzelnen Zellen. Aus diesem Grunde ist der pH-Wert des Bindegewebes auch niedriger als der des Blutes und pendelt zwischen 7,09 und 7,29. Die Stoffwechselendprodukte der Zellen machen sich als Säuren auf den Weg, werden im Bindegewebe gepuffert und zwischengelagert, vom Blut aufgenommen, den neuen pH-Werten im Blutstrom angepasst und an die Nieren zur Ausscheidung weitergegeben. Hiermit zeigt sich seine zentrale Bedeutung, dessen Be- und Entlastung von der Geschwindigkeit des Abtransportes abhängig ist. Die Schädigung im Blut, Gefäßsystem und Bindegewebe kann die Verweildauer der Säuren im Bindegewebe ausdehnen. Elektrochemische pH-Messungen beweisen, dass Übersäuerungen stets die Ursache von Entzündungen sind. Länger anhaltende Gewebsazidosen haben deshalb chronische Entzündungen wie rheumatische Erkrankungen zur Folge. Schäden durch Übersäuerung des Bindegewebes machen sich hauptsächlich in Gelenken, der Muskulatur und im Gefäßsystem bemerkbar.

Gelenke besitzen keine eigene und direkte Blutversorgung. Sie können nur über die Gelenkflüssigkeit ernährt werden. Daher ist der Transportweg sowie die Transportdauer der Säuren zu den neutralisierenden Systemen langwierig, und es steigt die Schädigungsrate durch Säuren an den Gelenken. Ist der Körper ohnehin von der Säureflut überlastet, fällt der Abtransport von Säureprodukten aus den Gelenken sehr bescheiden aus. Es entstehen chronische Gelenkentzündungen wie Arthritis mit den bekannten Schmerzen. Dieser Zustand in den Gelenken bewirkt zwangsläufig eine verstärkte Abnutzung, wie sie sich bei der Arthrose zeigt. Diese wird durch stark schwefelhaltige Substanzen, wie durch den Verzehr von Schweinefleisch, noch verstärkt.

Nicht anders wirkt sich die Säureschädigung in der Muskulatur aus. Sie macht sich in erster Linie durch Verhärtungen und Schmerzen bemerkbar. Die Übersäuerung führt im Bereich der Gefäßmuskulatur und der feinen Haargefässe zur sogenannten Gewebsbrüchigkeit. Durchblutungsstörungen, Herzinfarkt, Augen- und Nierenschäden sind die Folgen. Um weitere Säureschäden zu verhindern, greift die sogenannte Bindegewebsbarriere ein, und verhindert damit eine generelle Ausbreitung im gesamten Organismus. In den abgegrenzten säureüberschüssigen Bindegewebsbezirken werden auch giftige Substanzen gespeichert, die durch Säuren in einer aktiven Form vorliegen. Wenn die Entzündung mit entsprechenden Medikamenten behandelt wird, wandelt sich das Gewebe schlagartig und die medikamentösen Toxine erleben damit einen synthetischen Umbau in körpereigene Substanzen. Die Folgen dieser Maskierung können zahlreiche schwerwiegende Krankheitsbilder sein. Es handelt sich um Erkrankungen des rheumatischen Formenkreises sowie Schädigungen des Herzes und/oder der Nieren.

Puffersystem Nieren

Die Nieren sind weniger ein Puffersystem als vielmehr ein Ort der Neutralisierung und vor allen Dingen ein Ausscheidungsorgan für Säuren und andere stoffwechselbelastende Substanzen. Bekanntlich ist der Urin das Ausscheidungsprodukt der Nieren. Er ist relativ arm an Salzen, die eine Pufferung bewirken können. Für Säuren, die bis an diese Stelle nicht genügend gepuffert bzw. neutralisiert werden konnten, besitzen die Nieren eine Art Rettungsanker. Aus den Aminosäuren in der Nahrung bilden sie Ammoniak, der mit dem Harn ausgeschieden wird. Zur Neutralisation ungeeignete Abbausubstanzen fördern jedoch, wenn sie im Übermaß vorliegen, Eiweißspeicherkrankheiten und Überschüsse an Harnsäure und Purinen, die für eine Gicht verantwortlich sind. Maßgebend für diese Erkrankungen sind nicht die in der Kost enthaltenen Proteine oder Eiweißsubstanzen, sondern die beim Abbau entstandenen Säuren. Sie bleiben zwangsläufig übrig, wenn die basischen Substanzen zur Neutralisierung aufgebraucht sind.

Aus diesem Grunde kann man ganz einfach sagen: Eiweißreiche Nahrung macht sauer! Die Säureschädigungen im Organ zeigen sich in erster Linie im Gefäßsystem des Nierengewebes sowie in Form von Nierensteinen. Diese bestehen vorwiegend aus Calciumsalzen der Harnsäure, Oxalsäure und Phosphorsäure. Die üblichen Nieren-Therapien berücksichtigen selten die Übersäuerung des Nierengewebes durch die pH-Situation im Bindegewebe, die von der Nierenfunktion direkt abhängig ist. Der Harn enthält bestimmte abpuffernde Salze, die sich gegenseitig im Lösungsgleichgewicht halten. Kommt es zu Abweichungen des Urin-pH-Wertes, sind Löslichkeitsveränderungen die Folge. Bakterielle Harnwegsinfekte begünstigen die Steinbildung durch pH-Verschiebungen. Dies erklärt sich durch eine Spaltung alkalischer (basischer) pH-Werte von Harnstoff zu Ammoniak und Kohlendioxyd.

Die Regulation des Gleichgewichtes von Säuren und Basen mit Hilfe der Nahrung, aber im besonderen Maße die Harnverdünnung durch regelmäßige und reichliche Flüssigkeitsaufnahme wirken der Steinbildung und weiteren Nierenerkrankungen aktiv entgegen. Sehr wirkungsvollsind gute Heilwässer sowie Grüner Tee, Kräuter- und Früchtetees.

Säureschäden und das Redoxsystem

Bei den Redoxsystemen handelt es sich um oxidierende oder reduzierende Substanzen. Ihre größte Bedeutung haben sie bei der Durchführung und Vermittlung von Stoffwechselprozessen innerhalb der Zelle und bei ganz bestimmten Austauschmöglichkeiten zwischen den kleinsten Lebensbausteinen. Die Funktionstüchtigkeit dieser Redoxsysteme ist direkt pH-abhängig, da es sich hierbei vorrangig um Übertragungen von (sauren) Wasserstoffionen handelt. Säuren aktivieren im menschlichen Körper die Oxidation und ermöglichen damit den Abbau von Nährstoffen. Basen fördern die Reduktion und sind maßgebend am Aufbau und der Regeneration körpereigener Substanzen beteiligt. Wegen ihres Anteils an aktiven Wirkstoffen wie Vitaminen, Antioxidantien, Mengen- und Spurenelementen sowie Enzymen besitzt eine naturbelassene, basenreiche Kost ein hohes und aufbauendes Reduktionsvermögen. Denaturierte, erhitzte und vorgefertigte Nahrung hat zum großen Teil diese Reduktionsfähigkeit verloren und verfügt dann nur noch über den reinen Kalorienwert, sprich Energie.

Fazit: Wie die Puffersysteme für die Gesunderhaltung zusammenwirken

Wenn uns in Erwartung einer leckeren Mahlzeit das Wasser im Mund zusammenläuft, trifft saure Nahrung auf basischen Speichel und erfährt dadurch bereits eine mehr oder minder ausgeprägte Neutralisierung. Allerdings müssen die hierfür notwendigen basischen Substanzen laufend mit Nahrung unterstützt werden. Gelangt die Nahrung in den Magen, leistet die dort befindliche Salzsäure nämlich keinen Beitrag zu einem ausgeglichenen Säuren-Basen-Haushalt, da im Verdauungstrakt stets identische Mengen an Salzsäure und Natriumcarbonat vorkommen, die sich ab dem Dünndarm gegenseitig neutralisieren. Erreicht überwiegende saure Nahrung den Darm, entstehen verschiedene Gärungsprozesse, zum Beispiel Kohlenhydratgärung zu Alkohol und Säure mit ziemlich unangenehmen Folgen. Dazu zählt unter anderem die Minderung hilfreicher Darmbakterien. Bekanntlich gehen die isolierten Nahrungsbestandteile durch die Darmwand in das Blut über. Hierbei kommt es zu einem weiteren Neutralisierungsschritt. Das Blut kann in Form von Kohlensäure bzw. Kohlendioxyd überschüssige Säuren über die Nieren und die Atmung abgeben. Doch dies ist nur im Rahmen seiner biologischen Pufferkapazitäten möglich. Der Blutstrom befördert die stoffwechselaktiven Substanzen zu den Billionen Körperzellen. Dort werden sie verarbeitet und bei den Stoffwechselprozessen entstehen als Abbauprodukte erneut Säuren. Diese gelangen über das Bindegewebe wieder zurück in den Blutkreislauf und erreichen, wenn keine Störungen vorliegen, die Nieren, um von dort wieder ausgeschieden zu werden. An dieser Stelle besteht die letzte und zwingend notwendige Möglichkeit der Neutralisierung. Übermäßig starke Säuren können also auch über die Nieren nicht ausgeschieden werden. Wie bereits erwähnt, kann eine reguläre Neutralisierung von Säuren in den Nieren ausschließlich durch die Ammoniakproduktion erfolgen.

Obwohl der Organismus mit dem Blut und den Nieren über leistungsfähige Neutralisierungs- und Puffersysteme verfügt, ist er nicht in der Lage, die notwendigen basischen Elemente von sich aus zu produzieren. Die Systeme arbeiten nur dann störungsfrei, wenn Säuren und Basen in der Nahrung in einem ausgewogenen Verhältnis zueinander stehen. Jede Einseitigkeit führt letztendlich in ein biologisches Ungleichgewicht und endet ohne aktive Gegensteuerung in Unwohlsein und Krankheiten. In der Regel setzen sich unsere Mahlzeiten gegenwärtig jedoch überwiegend aus sauer wirkenden Bestandteilen zusammen. Dabei hat es sich aber herausgestellt, dass die als besonders gesund anerkannten Nahrungsmittel basenreich sind.

Für einen ausgewogenen Säuren-Basen-Haushalt sollten 80 % der Nahrungsmittel basisch und nur 20 % sauer wirksam sein.

Zusammenfassung: Säuren und Basen werden über den pH-Wert auf einer Skala zwischen 14 = basisch und 0 = sauer definiert. In der Mitte befindet sich mit einem pH-Wert von 7 der neutrale Bereich. Er ist weder sauer noch basisch! Jedes Körperorgan, jeder biochemische Vorgang im Organismus benötigt sein eigenes pH-Spektrum. So liegt der pH-Wert des Magensaftes mit 1,7 im stark sauren Bereich, der des Blutes mit 7,4 im leicht basischen Segment. Hierzu einige Beispiele:

Magensaft	pH-Wert 1,7
Urin	pH-Wert 4,8 bis 7,9
Speichel	pH-Wert 6,9
Blut	pH-Wert 7,4
Galle	pH-Wert 7,4 bis 7,7
Zwölffingerdarm	pH-Wert 8,0

Abweichungen von der Norm durch innere (z. B. Hormone) oder äußere Einflüsse (z. B. durch die Nahrung) können physiologische Regulationsprozesse im Organismus verlangsamen oder im schlimmsten Fall sogar lahm legen.

Medikamente machen uns sauer

Schmerzen, sowohl chronische als auch akute, mindern die Lebensqualität. Für die Betroffenen wird das Schmerzleiden zum übergeordneten Lebensinhalt, das ihr Denken und Verhalten bestimmt. Schmerzgeplagte Menschen fühlen sich dauernd krank. Ihre Arbeitsfähigkeit ist beeinträchtigt, das Selbstwertgefühl sinkt und die Auswirkungen auf das Familienleben und das soziale Umfeld sind beträchtlich. Folglich haben Medikamente einen hohen Stellenwert. Wir verdanken der medizinischen Forschung nicht nur die Erlösung von Schmerzen, sondern auch die Bewältigung von Epidemien und Infektionskrankheiten sowie lebensrettende Medikamente, die Diabetikern ein annähernd normales Leben ermöglichen. Was ist jedoch mit den Unmengen von Schmerztabletten, die wir im Laufe eines Jahres schlucken? Beim ersten Anzeichen von Kopfschmerzen, die sicher sehr unangenehm sind, wird sogleich eine Tablette genommen und bald ist alles wieder im Lot. Diese Mechanismen sind so eingefahren, dass wir nur noch ganz selten fragen: Woher kommen eigentlich die Schmerzen, und was haben sie zu bedeuten? Die Antwort ist denkbar einfach. Der Körper signalisiert uns mit Schmerzen, dass etwas nicht in Ordnung ist. Aber wir sind geneigt, die Symptome rasch und wirksam mit Tabletten zu beseitigen, ohne nach der wirklichen Ursache zu fragen. Im Regelkreis des Säure-Basen-Haushaltes spielen Medikamente im sauren Bereich eine Rolle. Hinzu kommt, dass viele Schmerzmittel, die wir einnehmen, im ursprünglichen Sinne Säurebildner sind. Sie rufen die Schmerzen hervor. Werden nun unbedacht gegen diese Signale Schmerzmittel eingenommen, steigt das Risiko der Übersäuerung in Geweben und Organen kräftig an. Darüber hinaus besteht besonders bei Schmerzmitteln die Gefahr, süchtig zu werden. Auf Dauer richtiger und effektiver wäre es auf jeden Fall, mit dem Hausarzt zu sprechen, die Schmerzmitteleinnahme ausschleichend zu verringern und gegen die Beschwerden mit säurefreier Ernährung anzugehen. Dies gilt auch für Rheumamittel. Wer sie über einen längeren Zeitraum hinweg einnimmt, setzt sich dem Risiko schwerer Nebenwirkungen aus. In diesem Zusammenhang sind Schädigungen des Blutbildes, der Leber und Nieren, Blutungen im Magen-Darm-Trakt sowie Wassereinlagerungen im Körper zu nennen. Die Leber und die Nieren als unsere wichtigsten Stoffwechselorgane sind von den Nebenwirkungen besonders betroffen. Die Leber wird mit der Zeit zu einer »Müllhalde«, die ihren regulären Arbeiten nicht mehr nachkommt und die Nieren sind stark überlastet. Wird gar Fett- und Muskelgewebe abgebaut, fängt ein Teufelskreis an. In den meisten Fällen ist bei rheumatischen Erkrankungen der Körper durch Eiweißspeicherung übersäuert. Wandern nun noch mehr Eiweißsubstanzen als Abbauprodukte in den Blutkreislauf, kann dieses Überangebot den Organismus erneut vor große Probleme stellen. Um zu verhindern, dass Übersäuerung unaufhaltsam fortschreitet, wäre eine basenreiche Ernährung mit der unterstützenden Wirkung von Mengen- und Spurenelementen eine gute Lösung. Halten wir fest: Viele Medikamente sind lebensrettend und unverzichtbar, aber wie jede nachweislich wirksame Substanz verursachen diese auch Nebenwirkungen. Das gilt zumindest für den Bereich der Allopathie (schulmedizinische Arzneibehandlung). Viele Patienten müssen ihre Beschwerden und Schmerzen mit Medikamenten lindern. Um den Organismus jedoch nicht unnötig mit Säuren zu überladen, sollten wir uns bei allträglichem Unwohlsein stets überlegen: Ist die Tablette wirklich notwendig?

Bei aller Verlockung, Schmerzen rasch und wirksam begegnen zu können, ist es für die Gesundheit oft besser, auf chemische Mittel zu verzichten, und nach den Gründen der Beschwerden zu forschen. Mit entsprechender Bettruhe, einem Spaziergang an frischer Luft, Wasseranwendungen, einem Fastentag sowie einer allgemeinen Ernährungsumstellung kann das Übel an der Wurzel gepackt und beseitigt werden.

Fit statt sauer

Die meisten Menschen betreiben Sport, um Fettpolster abzubauen und etwas für ihre Fitness zu tun. Wer denkt aber, dass mit dem sportlichen Bewegungsprogramm aktiv etwas gegen Säureschlacken getan werden kann? Eine gute Sauerstoffversorgung spornt nämlich den Stoffwechsel an, und Sauerstoff in allen Zellen ist der Gegenspieler von Säureansammlungen.

Spätestens ab dem 30. Lebensjahr sollte man eine Sportart ausüben, die bis ins Alter möglich ist und sich durch ein geringes Verletzungsrisiko auszeichnet. Sportliche Aktivitäten sollten bezahlbar sein, einen angepassten Gesundheitswert besitzen und natürlich auch Freude bereiten. Welche Sportarten sind geeignet?

Die sogenannten Ganzkörpersportarten sind besonders zu empfehlen, weil sie die drei wichtigen Fitnessbereiche: Ausdauer, Beweglichkeit und Kraft trainieren und zu einer angepassten Ganzkörper-Fitness führen. Leider gibt es in dieser Kategorie nur fünf:

- Ganzkörpergymnastik
- Radfahren
- Rudern
- Schwimmen
- Skilanglauf

Dauerlauf und Jogging sind in der Liste ganz bewusst nicht aufgeführt. Diese Sportarten trainieren zwar die Ausdauer, beugen aber Kreuzschmerzen und Haltungsschäden laut Expertenmeinung nicht ausreichend vor. Da die Oberkörpermuskeln vernachlässigt werden, sollte zusätzlich ein dosiertes Muskel- und Krafttraining auf dem Fitness-Plan stehen. Diese Form des Trainings ist jedoch zeitaufwendiger als eine Ganzkörpersportart. Um das Herz-Kreislauf-System zu stärken und die Muskelkraft zu verbessern, müssen pro Woche zweimal Jogging plus zweimal Muskeltrainig durchgeführt werden. Viele Hobbysportler beginnen mit Schwung und geben bald wieder auf, weil sie sich nicht wohlfühlen, die Gelenke überlastet sind oder Rückenschmerzen peinigen.

Immer wieder ist zu beobachten, dass gerade zu Beginn aus falsch verstandenem Ehrgeiz übertrieben wird. Es ist notwendig, als Ungeübter Schritt für Schritt und behutsam anzufangen. Es sollte klar sein, dass es ein Vierteljahr dauern kann, bis man in Ausdauersportarten auf 15 bis 20 Minuten kommt, ohne sich dabei völlig zu verausgaben. Weitere Fehler betreffen die technische Ausführung. So ist das Schwimmen eine hervorragende Prävention von Rückenschmerzen, allerdings nur Rückenschwimmen. Brustschwimmen führt zum Durchhängen im Lendenwirbelbereich und verstärkt die Beschwerden im Kreuz. Verspannungen im Halswirbelbereich kommen häufig hinzu. Auch beim Jogging werden viele Fehler gemacht, denn man rennt einfach los, ohne zuvor Muskeln, Sehnen und Bänder zu stretchen. Die Folgen sind Muskelschmerzen, Zerrungen, Knie- und Fußgelenkbeschwerden. Am Ende des Joggings, wie übrigens bei jedem Körpertraining, ist es wichtig, die beanspruchten Körperbereiche zu dehnen, zu entspannen und zu entkrampfen, um Schlackenstoffe leichter abzubauen.

Für Übergewichtige gilt: Beim Lauftraining werden die Gelenke mächtig strapaziert. Gelenkschonende Sportarten wie Walking, Radfahren oder Skilanglauf bieten sich an. Bei Unsicherheit spricht man am besten mit dem Hausarzt oder einem qualifizierten Fitness-Trainer. Für alle Geh- und Laufsportarten sollte man sich gute Sportschuhe mit der entsprechenden Dämpfung und Führung zulegen. Die alten gemütlich ausgelatschten Turnschuhe bergen nur das Risiko, sich Zerrungen und Muskelschmerzen einzuhandeln und die Gelenke längerfristig zu ruinieren. Für den Fitness- und Hobbysportler sind im Gegensatz zum Hochleistungssportler keine besonderen Kalorienzulagen nötig, wobei je nach Jahreszeit zu den üblichen zwei Litern Flüssigkeit die doppelte Menge hinzukommen kann. Als Faustregel gilt: Zwei Stunden vor dem Training nichts mehr essen und sich auch nicht unmittelbar nach dem Sport den Magen vollschlagen.

Die drei goldenen Fitnessregeln gegen Übersäuerung:

- Mindestens zweimal, besser dreimal wöchentlich trainieren. Wer wenig Zeit hat oder spät am Abend heimkommt, kann auch auf einen guten Heimtrainer (Langlauf, Radfahren) zurückgreifen.
- Beim Ausdauersport ist die Pulsfrequenz pro Minute ein verlässlicher Gradmesser. Sie sollte einen Wert erreichen, der 180 minus Lebensalter entspricht. So ist gewährleistet, dass es weder zu Über- noch zu Unterforderung kommt.
- Das Training sollte zwischen 20 und 40 Minuten dauern. Weniger bringt nichts, mehr kann zur Überlastung führen.

Die chronische Übersäuerung als Ursache von Krankheiten

Neueste ernährungswissenschaftliche Untersuchungen, aber auch empirische Erfahrungen von Naturheilärzten und Heilpraktikern zeigen den engen Zusammenhang zwischen chronischer Übersäuerung des Organismus und der Entstehung typischer Zivilisationskrankheiten auf.

Hinweise auf eine chronische Übersäuerung geben Haut, Haare und Nägel, die Augen und Bindehäute sowie die Zunge. Ebenso kann starker Mundgeruch eine azidotische Stoffwechsellage ankündigen. Weitere Anzeichen für eine chronische Übersäuerung können sein:

- körperliche und seelische Unausgeglichenheit
- Nervosität, Übererregbarkeit, Müdigkeit und Trägheit
- geringe Widerstandskraft gegen Infektionen
- Stoffwechselstörungen und Beeinträchtigung der Organfunktionen
- Abnahme der Leistungsfähigkeit
- Konzentrationsschwäche
- depressive Verstimmungen
- Einschlaf- und Durchschlafschwierigkeiten
- Sodbrennen und Appetitlosigkeit

Diese Hinweise sind noch keine Erkrankung im eigentlichen Sinne, sondern sie sind als deutliche Signale des Körpers zu verstehen, dass wichtige Regulationssysteme aus dem Gleichgewicht geraten sind und möglichst unverzüglich Hilfe benötigen.

In dieser Grauzone von »nicht mehr gesund, aber noch nicht ernsthaft krank« kann die Wiederherstellung des Säure-Basen-Gleichgewichtes der entscheidende Schlüssel für Gesundheit und Wohlbefinden sein.

Ernährungstest: Sage mir, was du isst und ich sage dir, ob du sauer bist

Mit diesem einfachen Test können Sie Ihr Essverhalten überprüfen und ernsthaft überlegen, wie Sie es im Sinne der eigenen Gesundheit verbessern könnten.

Kreuzen Sie pro Frage nur eine Antwort an. Den Punkteschlüssel finden Sie am Schluss. Schlagen Sie dort Ihr individuelles Testergebnis nach.

1. Ich esse viele verschiedene Lebensmittel
in kleinen Portionen ☐ C
Ich esse mich gern satt ☐ A
Ich mag nur ganz bestimmte Lebensmittel
und esse unregelmäßig ☐ B

2. Ich achte auf versteckte Fette, z. B. in Käse
oder Wurst, und schränke meinen Fettverzehr ein
ja ☐ C
manchmal ☐ B
nein ☐ A

3. Salz verwende ich
manchmal ☐ B
oft ☐ A
selten ☐ C

4. Ich esse Schokolade, Kuchen und süßes Gebäck
gern ☐ A
manchmal ☐ B
nie ☐ C

5. Vollkornprodukte esse ich
nie ☐ A
regelmäßig ☐ C
ab und zu ☐ B

6. Gemüse, Kartoffeln und Obst stehen auf meinem Speiseplan

täglich	☐ C
zweimal wöchentlich	☐ B
einmal wöchentlich	☐ A

7. Ich esse

viel Fleisch, Wurst und Käse	☐ A
Fleisch, Wurst und Käse, aber auch Kartoffeln, Gemüse und Getreideprodukte	☐ B
vor allem Kartoffeln, Gemüse und Getreideprodukte	☐ C

8. Pro Tag trinke ich etwa

1 Liter	☐ B
0,5 Liter	☐ A
1,5 bis 2 Liter	☐ C

9. Ich verteile meine Mahlzeiten auf

dreimal täglich	☐ A
fünf- bis sechsmal täglich	☐ C
viermal täglich	☐ B

10.

Ich koche mit wenig Wasser und Fett	☐ C
Ich wärme Mahlzeiten oft auf	☐ A
Ich koche kurz, doch meistens mit wenig Kräutern und Gemüse	☐ B

Testauswertung:
Zählen Sie Ihre Punkte zusammen. Lesen Sie anschließend nach, wie Sie im Ernährungstest abgeschnitten haben.
A = 1 Punkt
B = 3 Punkte
C = 5 Punkte

0 bis 20 Punkte:
Ihr bisheriges Ernährungsverhalten ist wenig zufriedenstellend. Den ersten Schritt in die richtige Richtung haben Sie jedoch bereits mit der Beantwortung der Fragen getan. Informieren Sie sich über die aktuellen Richtlinien für eine gesunde und ausgewogene Ernährung.

21 bis 35 Punkte:
Sie ernähren sich teilweise recht vernünftig, könnten aber mehr für Ihre Gesundheit tun. Wenn Sie noch mehr auf eine richtige Ernährung achten, werden Sie sich wohler und aktiver fühlen.

36 bis 50 Punkte:
Ihr Essverhalten entspricht den Empfehlungen für eine gesunde Ernährung. Machen Sie weiter so! Achten Sie jetzt aber auch auf Ihre körperliche und geistige Fitness, um Ihr Leben so positiv und erfüllt wie möglich zu gestalten.

Säure- und Basenbildner in der Nahrung

Stark säurebildend:

- Fleisch
- Fisch
- Eier
- Hartkäse
- Aufschnitt und Wurstwaren
- Weißmehl und Weißmehlprodukte
- Fleischbrühe
- Schokolade
- Kakao und Kaffee
- Industriezucker und alle zuckerhaltigen Produkte
- Erdnüsse
- Paranüsse
- polierter Reis
- hochprozentiger Alkohol
- zuckerhaltige Limonaden

Schwach säurebildend:

- Joghurt
- Quark
- Erzeugnisse aus Vollkornschrot
- Haselnüsse
- Weizenvollmehl
- Roggenvollmehl
- Vollkornbrot (auch Vollkorn-Knäckebrot)
- Bier

pH-neutrale Nahrungsmittel im Gleichgewicht zwischen Säuren und Basen:

- Butter
- kaltgepresste Pflanzenöle (Olivenöl, Sonnenblumenöl, Kürbiskernöl)
- Walnüsse und Mandeln
- Leitungswasser

Schwach basenbildend:

- Vollmilch
- Sauermilch
- Buttermilch
- Getreidekaffee
- Trockenobst
- Rübensirup
- Apfelkraut
- Vollsojamehl
- Weizen- und Dinkelkeime
- trockener Wein

Stark basenbildend:

- Obst (vollreife Früchte)
- Sahne
- Gemüsefrüchte (Auberginen, Kürbis, Zucchini)
- Gemüsebrühe
- Küchenkräuter und Gewürze (Petersilie, Schnittlauch, Majoran, Thymian, Dill, Basilikum, Paprika, Pfeffer)
- Blattgemüse und Blattsalate (Spinat, Mangold, Kohl, Feldsalat)
- Knollengemüse (Kohlrabi)
- Wurzelgemüse (Karotte, Sellerie, Rote Bete)
- Lauch, Gurken und Rharbarber
- Kartoffeln
- Pfifferlinge und Steinpilze
- Molke
- schwarzer Tee (lange ziehen lassen!)
- stilles Mineralwasser

Krankheiten durch Übersäuerung von A bis Z

Die Auswirkungen der Übersäuerung in Geweben und Organen zeigen sich mitunter in jahrelang andauernden und meistens uncharakteristischen Symptomen wie Müdigkeit, Arbeitsunlust, Sodbrennen, Appetitlosigkeit oder Heißhunger, Verstopfung oder Durchfall, Gallenbeschwerden und Kopfschmerzen, belegter Zunge, Vergrößerung der Mandeln, kalten Füssen oder Schweißfüssen. Aber auch Verspannungen der Nackenmuskulatur und des Schultergürtels, erhöhter Blutdruck, gesteigerte Entzündungsbereitschaft und ein Blutbild, das eine Anhebung der Anzahl weißer Blutkörperchen (Leukozyten) aufweist, sind typische Anzeichen für eine Übersäuerung.

Säureüberladungen beeinflussen und strapazieren den gesamten Nährstoffhaushalt. Sie bewirken über Enzym- und Stoffwechselblockaden eine Veränderung und häufig Verlangsamung aller biologischen Abläufe. Damit entgleist das innere Milieu. Durch diese Vorgänge im hochsensiblen Stoffwechsel und die zunehmende Erschöpfung der körpereigenen Säure-Ausscheidungsmechanismen sind die Grundlagen für organische Erkrankungen gelegt. Alle diese Erkrankungen sind zwar ohne Betrachtung des Säure-Basen-Gleichgewichtes zu diagnostizieren, aber nicht eine einzige ist ohne die maßgebende Veränderung des pH-Wertes und seiner Sanierung heilbar!

Erfolgreiche Naturheilärzte haben zwischenzeitlich gelernt: *Es ist nahezu unmöglich, einem Patienten grundlegend zu helfen, ohne gleichzeitig seinen Säure-Basen-Haushalt in biologisches Gleichgewicht zurückzuführen.*

Vielfach geschieht dies zur Zeit noch unbewußt durch eine Nahrungsumstellung auf eine naturgemäße, möglichst wenig verarbeitete und kalorienarme Kost. Seitdem jedoch die Möglichkeit besteht, die Pufferkapazitäten im Blut oder Urin zu ermitteln

Karies:
lokale Wirkung sauren Speichels begünstigt kariogene Prozesse

Parodontose:
Bindegewebs-Azidose führt zu Zahnfleisch-Rückbildungen

Herz-Kreislauf-Erkrankungen:
infolge erhöhter Kapillarbrüchigkeit (der Koronargefäße), verminderter Sauerstoffversorgung und eingeschränkter Schlackstoff-Elimination (im Myokard)

Erkrankungen des Magen-Darm-Trakts:
chronische Gastritis, Magen- und Zwölffingerdarmgeschwür, funktionelle Magen- und Darmbeschwerden infolge chronisch überhöhter Salzsäureproduktion

Rheumatische Gelenkserkrankungen:
durch eingeschränktes Radikalen-Neutralisationsvermögen der verschlackten Grundsubstanz wird Hyaluronsäure vermehrt gespalten und die Viskosität der Synovialflüssigkeit herabgesetzt

Weichteilrheuma:
infolge der Ausbildung verhärteter, schmerzender Bindegewebsregionen mit eingeschränkter Elastizität und Reagibilität

Topische und systemische Mykosen:
ein azides Milieu begünstigt die Besiedlung mit Candida albicans u. a. pathogenen Pilzen

Hauterkrankungen:
infolge unphysiologisch großer Mengen aufgestauter Stoffwechsel-Metaboliten (Phenole, Indole, aromatische und aliphatische Amine, Kadaverin, Putreszin, Nitrosamine, Formaldehyd, Fuselöle)

(Auto)immunerkrankungen/Allergien:
verminderte zelluläre Nährstoffversorgung und eingeschränkte interzelluläre Kommunikation infolge der Verschlackung der »Transitstrecke« des Molekularsiebes Bindegewebe

Diabetes mellitus:
vermehrte Bildung von Ketosäuren belastet das »alkalophile« Organ Pankreas (gestörte Insulinproduktion) und begünstigt Diabetes-Folgeerkrankungen (Durchblutungsstörungen, Ulcus cruris, Retinopathien)

Leberfunktionsstörungen:
infolge chronischer Belastung des basischen Arbeitsmilieus durch Stoffwechselsäuren

Osteoporose:
infolge verstärkter Mobilisierung basischer Mineralstoffreserven (Calcium, Magnesium) aus dem Knochengewebe

Beschleunigte Alterungsprozesse:
frühzeitiger Zelltod durch zelluläre Nährstoff-Mangelversorgung

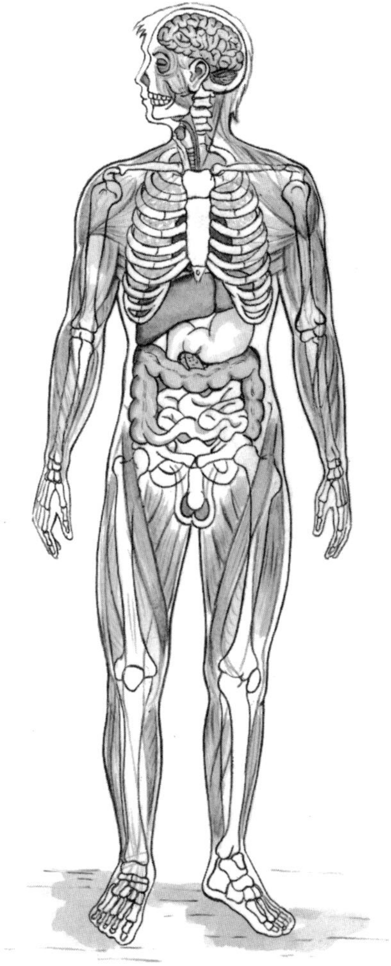

Abbildung 3: Eine latente Azidose manifestiert sich in zahlreichen Sekundärerkrankungen, *die im wesentlichen drei großen Gruppen zugeordnet werden können, nämlich Krankheiten des Verdauungstraktes und seiner Drüsen, Stoffwechselkrankheiten der Parenchymzellen durch Schädigung des Bindegewebsorgans und Krankheiten im kochsalzspaltenden Organ des Magens*

und daraufhin eine Gewebeübersäuerung festzustellen, sieht die Situation schon viel positiver aus. Aus diesem Grund ist es möglich, eine große Anzahl chronischer Leiden durch eine Veränderung der Essgewohnheiten zu heilen, und das sogar ohne Nebenwirkungen.

Abwehrschwäche

Der Mensch ist ein Leben lang einer Flut von Krankheitserregern mit unterschiedlichen Anfeindungen ausgesetzt. Ohne die körpereigene Immunität wäre er jedem Virus und jeder noch so winzigen Bakterie schutzlos ausgeliefert. Statt jedoch klein beizugeben, startet der Körper ein Überlebenskonzept von beeindruckender Präzision, das mit jedem Computer konkurrieren könnte. Von den unablässigen Abwehrstrategien bemerken wir meistens gar nichts. Der Organismus räumt auf, wann immer es notwendig ist, und beendet sein Abwehrprogramm noch bevor sich erkennbare Einbußen des Wohlbefindens einstellen. Geraten die Abwehrkräfte jedoch in Verzug, schaltet der Körper auf ein entsprechendes Notprogramm um. Er signalisiert mit erhöhter Temperatur, Abgeschlagenheit und Appetitlosigkeit, Entzündungen, Erbrechen und Übelkeit, Kopfschmerzen und Verdauungsstörungen, dass er Schonung benötigt, um nicht vollkommen aus dem Gleichgewicht zu geraten. Um die Abwehrkräfte zu stabilisieren, und damit diese stets ihre Wachsamkeit unter Beweis stellen können, spielt das Säure-Basen-Gleichgewicht eine ganz wichtige Rolle. Nicht umsonst benötigt das Immunsystem eine optimale Versorgung mit allen Mikronährstoffen wie Mengen- und Spurenelementen und Vitaminen, die ebenfalls für die Säure-Basen-Balance unverzichtbar sind. Wie das Abwehrsystem sind alle biologischen Puffer zur Neutralisierung von Säuren auf eine optimale Versorgung mit basenspendenden Mikronährstoffen angewiesen. Alle wichtigen Funktionskreise in unserem Körper sind nach Auffassung der Ganzheitsmedizin untereinander vernetzt und voneinander abhängig. In diesem Sinne benötigen das Abwehrsystem und das Säure-Basen-Gleichgewicht ähnliche Voraussetzungen, um funktionstüchtig zu sein und zu bleiben.

Allergien

Allergien mit unterschiedlicher Ausprägung haben hierzulande deutlich zugenommen. Es ist durchaus nicht immer so einfach, wie etwa bei dem Genuss von Erdbeeren, den Zusammenhang zwischen Ursache und Wirkung herzustellen, denn es gibt praktisch nichts, was nicht auch zum Allergen (allergieauslösender Stoff) werden könnte. Wer denkt schon an die neue Kissenfüllung, wenn urplötzlich ein Schnupfen auftritt? Die Ursache für eine allergische Reaktion können ein tierisches oder pflanzliches Produkt, wie Blütenpollen, Federn, Hühnereiweiß, Hunde- und Katzenhaare, bestimmte Nahrungsmittel wie Nüsse, Tomaten oder Zitrusfrüchte sein. In diesen Fällen ist die Reaktion noch einigermaßen zu verstehen. Ebenso reagiert der Körper mehr oder weniger auf Farben und Chemikalien, Kunststoffe und Medikamente, Kosmetika und Konservierungsmittel oder auch auf Sonne und Kälte, sowie auf Stress, Angst, Ärger und Ekel. Die Bereitschaft zur Ausbildung von Allergien kann ererbt sein, aber krank macht uns erst das Umfeld. Es ist eine Tatsache, dass nicht nur die Nahrung, sondern auch die Einflüsse aus der Umgebung Allergien hervorrufen. Sind Menschen entsprechend sensibel, kommen winzige Auslöser in Betracht, und häufig braucht der Allergologe detektivisches Geschick, um die Ursache einzugrenzen. Mit zunehmendem Maße sind wir alle Belastungen ausgesetzt, die durch die Umwelt an uns herangetragen werden. Das sind die Schadstoffe in der Luft, im Wasser und im Boden und solche, die unsere Nahrungsmittel belasten. Sie beeinflussen in ihrer Summe den gesamten Organismus und schwächen seine Abwehrstrategien. Es liegt nahe, dass die Balance im Säure-Basen-Haushalt über die Stärkung des Immunsystems auch im allergischen Geschehen entsprechende Hilfen anbietet. Wenn schon die äusserlichen Belastungen nicht immer zu vermeiden sind, so können wir immerhin durch eine basische Ernährung den Körper von innen stärken.

Arteriosklerose

Arterien ähneln einem elastischen Kabel, das aus Schichten oder Lagen zusammengefügt wurde und verschiedene Elemente enthält, um seine Aufgaben zu erfüllen. Im Inneren befindet sich eine dünne Hautschicht, das sogenannte Endothel. Es kleidet die Gefäßwand aus und bildet den Abschluss einer weiteren Hüllschicht, der Tunica intima, dem sogenannten Unterkleid. Diese glatte Schicht setzt sich aus lockerem Bindegewebe zusammen, das auch Muskelfasern und -zellen als Grundsubstanz enthält und ebenso von einer zarten Membran umschlossen wird. Exakt an dieser Stelle beginnt die Arteriosklerose, da sich Substanzen, die durch das Endothel gedrungen sind, diesen Standort aussuchen. Die dünne Endothel-Schicht grenzt das Blutgefäß vom vorbeiströmenden Blut ab und ermöglicht normalerweise nur fein gelösten Substanzen den Zutritt. Weist das zarte Häutchen der hochempfindsamen Schicht kleinste Verletzungen auf, ist die Kontrolle unterbrochen und die wichtige Filterfähigkeit wird dadurch eingeschränkt. Nicht nur Nährsubstanzen, sondern weitere Bestandteile des vorbeifliessenden Blutes bleiben hängen, dringen ein und werden gespeichert. Diese Fehlleistung beruht immer auf der Veränderung und Verletzung der Endothel-Auskleidung und bei fortschreitendem Geschehen kann es zu einer Arteriosklerose kommen.

Etwa ab dem 30. Lebensjahr beginnt unbemerkt der Alterungsprozeß in den Gefäßen. Die Arterien werden dicker und ihre Elastizität lässt nach. Sie zeigen außerdem eine Tendenz zur Schlängelung, anders ausgedrückt, sie verlängern sich. Dieser Vorgang ist auch äußerlich sichtbar, indem Adern an Unterarmen und Beinen stärker hervortreten. Im Inneren der Gefäße haben Blutplättchen, Fettpartikel, Eiweißsubstanzen und Kalksalze sowie nicht abgepufferte Säureprodukte die Möglichkeit, sich in der auskleidenden Hülle einzunisten und zu wuchern. Enthält das Blut reichlich Fettanteile, sind naturgemäß fortwährende Einlagerungen unvermeidbar. Die natürliche glatte Muskelsubstanz wird zunehmend durch fetthaltiges, funktionsunfähiges Bindegewebe, das zudem noch säureüberladen ist, ersetzt. Dieses quillt zu Polstern auf und verringert die Durchlässigkeit der Blutgefäße. So muss das Herz vermehrt pumpen, der Blutdruck steigt, damit das Blut trotz des wachsenden Widerstands durch den gesamten Körper geschleust werden kann.

Das gefährliche gefäßverstopfende Atherom, ein kugelig-glattes, prall-elastisches Gebilde, besteht aus Fett, fettähnlichen Verbindungen und dem berühmt-berüchtigten Cholesterin. Neben dem Fettanteil sind Zucker- und Eiweißsubstanzen sowie Zellbruchstücke und Säureanteile zu entdecken. Das fortschreitende sklerotische Geschehen (die krankhafte Verhärtung von Gewebe und Organen) wird von der Bindegewebsneubildung, der Einnistung fettähnlicher Substanzen, dem Auf- und Abbau von Atheromen, Blutungen und örtlichen Thrombosen bestimmt. Es geht heute eindeutig darum, den Alterungsprozeß in und an den Gefäßwänden nach Möglichkeit hinauszuzögern. Das gelingt mit der rechtzeitigen Korrektur überhöhter Blutdruckwerte, einer Ernährungsumstellung, regelmäßiger Bewegung an der frischen Luft, Nikotinverzicht und natürlich auch durch Stressabbau: Die Ausgewogenheit im Säure-Basen-Haushaltes leistet einen wesentlichen Beitrag, um das Gefäßsystem durchgängig und elastisch zu halten.

Arthritis

Die Arthritis ist nicht nur eine Entzündung der Gelenke, sondern des gesamten Körpers. Ein wesentlicher Wegbereiter des schmerzhaften Leidens ist die Anfälligkeit des Immunsystems. Der Körper bildet Abwehrstoffe gegen die eigene Gelenkhaut (Autoimmunerkrankung). Die rheumatoide Arthritis verläuft immer chronisch und ganz typisch für das Krankheitsbild sind Schmerzanfälle im Wechsel mit beschwerdefreien Phasen von unterschiedlicher Dauer. Gelenkentzündungen und entzündliche Veränderungen werden nicht direkt von Krankheitserregern ausgelöst. Die eigentliche Ursache des Leidens ist bis zum heutigen Tage unbekannt. Eine Arthritis kann sich ganz allmählich entwickeln oder auch plötzlich auftreten. Angeschlagenheit, Gewichtsverluste und Appetitlosigkeit können ebenso erste Hinweise auf die Erkrankung sein, wie schmerzende Schwellungen und Steifigkeit in einem oder mehreren Gelenken.

Jedes Gelenk des Körpers ist gefährdet, einschließlich der Wirbelsäule. Vorwiegend sind jedoch Hand- und Fußgelenke von den Entzündungen betroffen. *Frauen erkranken an der rheumatoiden Arthritis dreimal häufiger als Männer.*

Die traditionelle Therapie umfasst in erster Linie Medikamente, gefolgt von Physiotherapie und operativen Eingriffen an den betroffenen Gelenken. Obwohl es nach schulmedizinscher Lesart keine Rheumadiät gibt, raten manche Ärzte zu nährstoffreicher Kost mit einem hohen Anteil von Vitaminen und Mineralstoffen. Häufig tragen Fastenkuren unter ärztlicher Aufsicht bei dieser schweren rheumatischen Erkrankung dazu bei, Schmerzen zu lindern und das Fortschreiten des Leidens hinauszuzögern. Zukünftig wird man auch in der Schulmedizin begreifen müssen, dass die Ernährung das Entstehen von Krankheiten beeinflusst und demnach eine Korrektur des Essverhaltens Linderung mit sich bringen kann.

Frühzeitiges Erkennen bereits bei den ersten Symptomen verhindert, dass die Erkrankung rasch einen chronischen Verlauf einschlägt. Basenreiche Kost, die den Körper entgiftet, trägt dazu bei, den Stoffwechsel zu stabilisieren und ihn mit allen benötigten Nährstoffen zu versorgen. So kann die Weiterentwicklung des Leidens hinausgezögert werden.

In den vergangenen Jahren haben sich die sogenannten Antioxidantien wie Vitamin E und das Spurenelement Selen in höherer Dosierung bewährt. Sie wirken direkt auf das entzündliche Geschehen in den Gelenken ein und verhindern auch Säureschädigungen, weil schmerzstillende Medikamente niedriger dosiert, oder sogar abgesetzt werden können.

Arthrose

Arthrose bedeutet chronische Gelenkerkrankung und dabei handelt es sich um ein Leiden, das vornehmlich ältere Menschen betrifft. Durch Belastungen und Verschleiß kommt es zu einem altersbedingten Abbau in den Gelenken. Jahrelanges Übergewicht, einseitige Bewegungsabläufe ohne entsprechenden Ausgleich, ausgeprägte X-Beine oder Beckenschiefstand in Folge der Verkürzung eines Beines begünstigen das Entstehen der sehr häufigen Knie- und Hüftgelenksarthrose. Dieses degenerative Geschehen wird wegen der Abnutzungserscheinungen auch Osteoarthrose genannt. Vermutlich leiden 80 % der Bevölkerung jenseits des 50. Lebensjahres an diesen Veränderungen in den Gelenken. Vom Abbau sind in erster Linie die Knie, Fußknöchel, Hüften und Wirbelkörper betroffen.

Leichte Steifigkeit in den Gelenken sowie in deren unmittelbarer Umgebung können erste Anzeichen sein. Typisch für das arthrotische Krankheitsbild sind sogenannte Anlaufschmerzen, wenn nach Ruhigstellung oder längerem Liegen die Gelenke wieder beansprucht werden. Die Veränderung der Knorpel und Knochen kann nicht mehr rückgängig gemacht, aber zumindest aufgehalten werden. Abgesehen von jenen Fällen, die das Knie- oder Hüftgelenk beeinträchtigen, führt eine Arthrose zu keiner Deformierung wie bei der entzündlichen Arthritis. Es gilt heute als gesichert, dass die degenerativen Veränderungen von einem verminderten Mineralstoffgehalt der Knorpel und Knochen begleitet werden, sodass sich deren Struktur verändert und förmlich ausfasert. Doch das muss nicht sein, denn man kann selbst eine ganze Menge tun, um der Arthrose vorzubeugen. Naturheilärzte und Heilpraktiker bezeichnen die Arthrose als Übersäuerungserkrankung. Schmerzhaft wird sie laut Aussagen von Experten durch das »azidotische schlackenreiche Stauungsödem«. Um die Funktion lebenswichtiger Organe aufrecht zu erhalten, greift der Organismus auf seine Depots zurück. Er entzieht dem Knochengerüst eingelagerte Mineralstoffe und Spurenelemente, denn dieser setzt ganz klare Prioritäten. Die Funktion des Herzens hat Vorrang vor der Beweglichkeit unseres Skelettsystems. Außerdem sind die Gelenke nicht nur kompliziert konstruiert, sondern auch schwer zugänglich. Bei verdicktem Bindegewebe ist die elementare Nährstoffzufuhr in die Zellen erschwert, und der Abtransport von Stoffwechselendprodukten stockt weitgehend. So kann man sagen: Verschleißerscheinungen entstehen nicht nur durch Überlastung, sondern auch durch Übersäuerung.

Asthma

Asthma bronchiale bedeutet anfallsartige Atemnot. Die Ursache ist eine Verengung der Atemwege aufgrund entzündlicher Vorgänge in den Bronchien. Auf dieser Grundlage kommt es zu einer Überempfindsamkeit gegenüber zahlreichen Reizen, wie etwa Zigarettenrauch. Sie bewirken Atemnot. Während eines Asthmaanfalls ist die Ausatmung erschwert, was sich durch die typischen Pfeifgeräusche bemerkbar macht. Es gibt verschiedene Formen der Erkrankung, aber allgemein wird zwischen allergischem und nichtallergischem Asthma unterschieden. Psychische Faktoren wie Angst und Stress können einen Asthmaanfall auslösen und verstärken, sie sind jedoch nicht die eigentliche Ursache des Leidens. Asthma ist zwar ein chronisch verlaufendes Leiden, aber jeder Betroffene kann eine Menge tun, um trotzdem ein erfülltes Leben zu führen. Dazu zählen die entsprechende Bewegung, der Abbau von Übergewicht (je mehr Pfunde belasten, desto mehr macht die Atmung Probleme), das Abhärten sowie das konsequente Aufspüren der Allergene, um Reizsituationen zu vermeiden. Asthma bronchiale kann durch Übersäuerung begünstigt oder hervorgerufen werden. Dr. Michael Worlitschek, Pionier für die Balancierung des Säure-Basen-Haushaltes, weist darauf hin, dass eine konsequente Entsäuerung, verbunden mit Mineralstoffgaben und Mineralstoffinfusionen auch auf Asthma bronchiale einen ausgesprochen günstigen Einfluss ausüben kann.

> Eine Übersäuerung des Organismus kann die Lungenkapillaren lähmen, ja sogar eine Lungenspastik auslösen.

Augenbeschwerden

Schmerzen, Jucken oder Brennen, Rötung der Bindehaut und der Lidränder, Lichtempfindlichkeit, gesteigerter Tränenfluß, Kopfschmerzen und die Einschränkung der Sehfähigkeit deuten auf ein Augenleiden hin. Was hat dies mit Übersäuerung zu tun? So wird das Glaukom (Grüner Star) nach Ansicht einiger Experten als Eiweißspeicherkrankheit bezeichnet. Bei erwachsenen Menschen erhöht sich allmählich der Innendruck des Auges. Er zerstört nach und nach die hochempfindlichen Fasern, aus denen der Sehnerv besteht. Hierdurch ergibt sich ein Stau, der den Abfluß des Kammerwassers behindert. Auch bei diesem Krankheitsbild soll es sich lohnen, die Ernährung umzustellen und basenreiche Kost zu bevorzugen.

Depressionen

»Vor allem leicht depressive Verstimmungen sind durch eine Entsäuerungsbehandlung wunderbar wieder ins Lot zu bringen,« schreibt der Naturheilarzt und Ernährungsspezialist Dr. Michael Worlitschek. Neben einer unerkannten Übersäuerung können bei Depressionen auch Nahrungsmittelunverträglichkeiten eine Rolle spielen.

Dieser Hinweis beruht auf Untersuchungen aus den USA. Sie stellen schwere Fälle aus der Psychatrie in engen Zusammenhang mit Lebensmittelallergien. Mittlerweile gibt es auch die Behauptung, dass Altersdepression ihre Ursache in der Übersäuerung hat. Offenbar fördern Störungen des Dickdarmmilieus Depressionen, sodass eine Entsäuerungstherapie helfen kann, wenn dieses psychische Krankheitsbild vorliegt.

Wer sich über diese Darstellung wundert, sollte sich einmal klarmachen, dass unser Essen und Trinken durchaus Einfluss auf unsere Stimmung hat. Wer sich Kummerspeck zulegt, versucht nicht selten einer depressiven Stimmung zu entkommen und sich mit Essen zu trösten. Der Mensch ist ein vernetztes Wesen, das aus Körper und Seele besteht. Alles, was diese Einheit stört, kann Mißempfindungen und Krankheiten auslösen und die seelische Gesundheit im wahrsten Sinne des Wortes kränken.

Diabetes

Mindestens 4,8 Millionen Menschen leiden heute in Deutschland unter der Stoffwechselentgleisung Zuckerkrankheit. Davon sind 90 % sogenannte Altersdiabetiker, und weitere Schätzungen besagen, dass außerdem 1 bis 1,5 Millionen Menschen betroffen sind, ohne es zu wissen. Mit einer weiteren Zunahme des Diabetes muss gerechnet werden, weil es sich um ein erklärtes Wohlstandsleiden handelt. Ein Altersdiabetes, der heutzutage durchaus nicht nur ab 60 Jahren auftritt, kann aufgrund zahlreicher Risikofaktoren schon frühzeitig erkannt werden. Erste Behandlungsansätze sollten bereits bei leicht erhöhten Blutzuckerwerten und Insulinspiegeln, der sogenannten entgleisten Glukosetoleranz erfolgen. Die Ursache des Altersdiabetes ist weniger ein Insulinmangel als eine Insulinresistenz der Körperzellen, sodass der Blutzuckerabbau gebremst ist. Ein Grundpfeiler der Diabetesbehandlung ist die Korrektur des Essverhaltens mit dem Ziel, mehr Vollkornprodukte, Gemüse und Obst und weniger Fleisch und Weißmehlprodukten zu essen. Die engen Zusammenhänge zwischen der Ernährung und dem Entstehen des Diabetes zeigen sich dadurch, dass viele Diabetiker mit ihrer Diät zu wenig Mikronährstoffe zu sich nehmen. An einer Unterversorgung mit bestimmten Mineralstoffen, Spurenelementen und Vitaminen leiden sie deutlich häufiger als die Normalbevölkerung. Durch die strengen Diätvorschriften kommt es zu Mikronährstoff-Defiziten, weil diese Stoffe vermehrt mit dem Urin ausgeschieden werden.

Für Diabetiker ist es entscheidend, die Auswirkung der Übersäuerung ihres Körpers kennenzulernen. Die beste Möglichkeit ist, eine konsequente Entsäuerung in das Behandlungskonzept des Diabetes einzubeziehen. Ein ausgeglichener Säure-Basen-Haushalt aufgrund einer Ernährungsumstellung und einer optimalen Versorgung mit Mineralstoffen sowie Spurenelementen bietet Aussicht auf erstaunliche Erfolge. In diesem Bereich können die Spurenelemente Zink und Chrom, im Verbund mit den anderen Mineralstoffen nicht nur das Säure-Basen-Gleichgewicht wiederherstellen, sondern auch Medikamente beim Altersdiabetes einsparen. Diese kritischen Spurenelemente werden nämlich vom Diabetiker zwei- bis dreimal mehr über den Urin ausgeschieden als von Stoffwechsel-Gesunden. Häufig sind bei Diabetikern sehr niedrige Zinkkonzentrationen im Blut nachzuweisen. Das Spurenelement wird aber dringend für die Bildung, Speicherung und Freisetzung des Insulins benötigt. Besteht ein Zinkmangel, ist die Insulinbildung und -freisetzung in die Zellen minimiert. Eine verzögerte Wundheilung und Funktionsstörungen des Immunsystems zählen zu den Ausdrucksformen eines Zinkmangels und gleichzeitig zu den typischen »Schwachstellen« des Zuckerkranken. Auch das Spurenelement Chrom nimmt als Bestandteil des sogenannten Glukose-Toleranz-Faktors (GTF) Einfluss auf die Insulinwirksamkeit und damit auf den Zuckerstoffwechsel. Studien zeigten deutlich, dass chromarm ernährte Tiere einen Diabetes mellitus entwickeln. Andererseits treten in chromerzfördernden Gebieten nur sehr selten Diabetes-Fälle auf.

Durchblutungsstörungen

Die Ursache vieler Erkrankungen sind Durchblutungsstörungen. Jedes Organ des menschlichen Körpers hat seinen individuellen Blutbedarf, der sich nach der jeweiligen Belastung und auch den Aufgaben richtet. Durchblutungsstörungen können sich über leichte und vorübergehende Anzeichen, wie das Empfinden von Taubheit, kalten Füssen und Händen bis zu schwerwiegenden Leiden wie Schrumpfniere, Schlaganfall und Raucherbein steigern. Da jede einzelne Zelle des Organismus eine kontinuierliche Ver- und Entsorgung über den Blutstrom benötigt, sollten Mängel nicht nur rechtzeitig erkannt, sondern möglichst in der Vorsorge beseitigt werden. Wählt man bespielsweise die Temperaturregulation, dann reagieren normale Gefässe auf Wärme mit Erweiterung, und auf Kältereiz verengen sie sich. Ist dieses Normalverhalten gestört, kommt es zu überschiessenden Reaktionen. Bei Wärme erweitern sich die Gefässe übermäßig (aufsteigendes Hitzegefühl, Wallungen), und bei Kälte verengen sie sich stärker. Im Spätstadium von Durchblutungsstörungen überwiegt bei jedem Reiz die Neigung zu Gefäßverkrampfungen (Spasmen). Sie sind die Ursache für Angina pectoris, die beklemmende Brustenge. Bei den funktionellen Durchblutungsstörungen unterscheidet man die organischen, wie Arterienverkalkung und die venösen Durchblutungsstörungen, z. B. Krampfadern. Die Ausscheidung von Säureschlacken durch eine konsequente Umstellung auf überwiegend basische Kost und eine Nahrungsergänzung mit Hilfe von basischen Mineralstoffen und Spurenelementen kann bei Durchblutungsstörungen wie ein »Rohrreiniger« wirken und dem Blutstrom gute Bedingungen bieten, damit 60 bis 100 Billionen Zellen in Organen und Geweben zuverlässig mit Nährsubstanzen und Sauerstoff versorgt werden können. Außerdem wird die wichtige Entsorgung von Stoffwechselendprodukten verbessert.

Durchfall

An sich gehört der banale Durchfall zu den Erkrankungen des Magen-Darm-Traktes. Da diese Erscheinung aber sehr häufig vorkommt, muss nochmals gesondert darauf hingewiesen werden. Er hat vielerlei Ursachen und dazu zählen: der Genuss verdorbener Speisen (Lebensmittelvergiftung), unbekömmliches, überreichliches Essen und Trinken, Klima-, Wetter- und Temperaturveränderungen, Infektionen, Abführmittelmissbrauch, aber auch seelische Spannungen und Ängste. In diesem Zusammenhang muss die Übersäuerung durch Fehlernährung und Stress ebenfalls erwähnt werden. Beide Voraussetzungen können durchaus Durchfallerkrankungen verursachen.

Eine Durchfallerkrankung bei Säuglingen und Kleinkindern sollte immer besonders ernst genommen werden, da die außerordentlichen Flüssigkeitsverluste für den winzigen Organismus bedrohliche Folgen haben. Zeitweiliger Nahrungsverzicht und viel Flüssigkeitszufuhr sind eine wirksame Behandlungsmethode. Ist der Durchfall überstanden, empfiehlt sich leichte Kost, um die gereizte Darmpassage zu beruhigen. Damit die Mineralstoffverluste rasch ausgeglichen werden, sollte unbedingt ein Präparat eingenommen werden, das basenbildende Mengen- und Spurenelemente enthält.

Entgiftung

Im Rahmen einer Entgiftung des Körpers werden unterschiedliche Substanzen, die sich von außen eingelagert haben, entfernt. Aber ebenso sollen auch körpereigene Belastungen ausgeleitet und zuvor in unschädlicher Form gebunden werden. Schon Hippokrates und Paracelsus waren es, die den Begriff vom »inwendigen Arzt« prägten. Sie sprachen dabei von einer Kraft, die aus uns selbst kommt und in der Lage ist, körperliche Schäden abzubauen und Gefahren für den Organismus abzuwehren. Eine der wichtigsten Voraussetzungen dafür ist das zeitweilige Fasten oder noch besser das Heilfasten. Währenddessen werden die Stoffwechselabläufe reduziert, und der Körper schaltet mit seinem gesamten Energiehaushalt quasi auf »Notstand« und läuft damit auf Sparflamme. Der Stoffwechsel ist verändert, der Körper ernährt sich von innen, denn Energie aus den körpereigenen Depots steht reichlich zur Verfügung. Die Verdauungsorgane sind jetzt weitgehend arbeitslos und können sich von der jahrelangen Überbeanspruchung erholen. Alle Organe, die normalerweise mit den unterschiedlichsten Abläufen zwischen Nahrungsaufnahme, deren Verdauung und Verwertung einschließlich der Ausscheidung durch den Darm beschäftigt sind, haben eine Verschnaufpause. Aus diesem Grunde spricht der Fastenarzt von einer Pause für den Intermediärstoffwechsel. Die zweite Bedeutung des Fastens liegt in der Schonung aller Organe. Schäden können ausheilen, Reparaturen werden ausgeführt, und bei diesem Regenerierungsprozess werden körperfremde Stoffe unterschiedlicher Art, das heisst Stoffwechselmetaboliten, nach und nach entfernt. Ob kurzfristiges Fasten in den eigenen vier Wänden, am Wochenende oder eine reguläre Heilfastenkur unter ärztlicher Aufsicht, dem Körper wird damit ein großer Dienst erwiesen. *Absterbendes, überaltertes und geschwächtes Gewebe wird beim Fasten zuerst angegriffen.* Ein weiterer Weg zu biologischer Entgiftung heisst: Teetrinken. Besonders geeignet sind Brennessel-, Zinnkraut- und Löwenzahntee. Ebenso bieten sich Frischpflanzensäfte in konzentrierter Form (im Reformhaus erhältlich) an, um die Entgiftung voranzutreiben. Während des Fastens ist besonders zu beachten: Es werden reichlich Säureschlacken gelöst, die einer kurzfristigen Azidose Vorschub leisten. Aus diesem Grunde sollte bei jeder Entgiftung und Fastenkur die Einnahme eines basenreichen Mineralstoffpräparates selbstverständlich sein.

Wichtige Tipps zur Entgiftung und Unterstützung der Abwehr:

Wir Menschen besitzen den kompliziertesten Organismus aller Lebewesen. Deshalb benötigen wir ein qualifiziertes Verteidungsinstrument, nämlich unser Immunsystem. Damit es alle Aufgaben optimal erfüllen kann, sollten wir ihm nicht zusätzlich Belastungen auferlegen. Wir helfen dem Immunsystem durch eine gesunde, natürliche, fettarme und vitaminreiche Kost, die Obst und Gemüse der Saison sowie Vollkornprodukte beinhaltet. Fleisch sollte selten auf dem Teller liegen (zweimal die Woche) und möglichst zweimal pro Woche eine Fischmahlzeit essen!

Unser schlagkräftiges Immunsystem benötigt außer den Hauptnährstoffen in besonderem Maße folgende Vitamine, Mineralstoffe und Spurenelemente: Vitamin A und Carotinoide, Vitamin E, die Vitamine des B-Komplexes mit Folsäure sowie Calcium, Magnesium, Selen und Zink.

Ein intaktes Immunsystem braucht reichlich Flüssigkeit. Beim Entgiften helfen folgende Teesorten: Brennnessel, Löwenzahn und Zinnkraut. Regelmäßige Bewegung nützt der Schlagkraft des Immunsystems, wobei ein Spaziergang von etwa einer halben Stunde pro Tag besser sein kann als übertriebene sportliche Höchstleistungen.

Das Immunsystem wird durch exzessives Sonnenbaden geschwächt. Es lohnt sich aber, täglich für etwa 10 bis 15 Minuten die Haut der Sonne auszusetzen. Das passiert beim Spazierengehen, sportlicher Betätigung oder Gartenarbeit am Besten.

Eine ausgewogene seelische Verfassung hilft dem Immunsystem quasi auf die Sprünge. Nicht umsonst sagt man, Lachen ist die beste Medizin. Wer es schafft, Probleme zu verarbeiten, über Ängste und Sorgen zu sprechen, sich Rat zu holen und zur rechten Zeit auch über sich selbst zu lachen, erweist seinem Immunsystem gute Dienste.

Erkrankungen des Magen-Darm-Traktes

Bauchschmerzen zählen neben Kopfschmerzen zu den häufigsten Beschwerden, da der Bauchraum die großen Hohlorgane (Magen, Darm, Gallenblase und Geschlechtsorgane) beherbergt. Ist das harmonische Spiel der Eingeweidemuskulatur gestört, kommt es zu Verkrampfungen. Neben Krampf- oder Kolikschmerz sind es in erster Linie Entzündungen, die Schmerzen verursachen. Zu den Darmerkrankungen zählen unter anderem der Reizdarm, Obstipation (Verstopfung), anhaltende Durchfälle und Darmgeschwüre. Diese Störungen haben mannigfaltige Ursachen und können durch Fehlernährung, Medikamenten- und Abführmittelmissbrauch hervorgerufen werden.

Im Darm des Menschen zeigt sich der Lebensstil, denn hier leben 10 hoch 14 Mikroben, eine unvorstellbare Anzahl mit 14 Nullen! Das sind ungefähr zehnmal mehr als alle anderen Körperzellen zusammen. Was man bis vor wenigen Jahren nicht wusste, ist heute selbstverständlich: Unsere von industriellen Verarbeitungsprozessen belasteten Speisen und Getränke spiegeln sich ebenso im Ökosystem des Darmes wider wie die Einnahme von Medikamenten und die Auswirkungen eines operativen Eingriffs. Chronische Erkrankungen und seelische Belastung beeinflussen die Darmflora und können diese, wie etwa bei Durchfall total aus dem Gleichgewicht bringen. Dass die Übersäuerung auf das Okösystem des Darms einen nachhaltigen Einfluss ausübt, ist unumstritten, auch wenn das Zusammenspiel der verschiedenen Bakterienarten noch unvollständig erforscht ist. Was eine gesunde Darmflora für unser Wohlbefinden leistet, sieht folgendermaßen aus:

- Sie neutralisiert Gifte im Nahrungsbrei.
- Sie verhindert, dass schädliche Stoffe durch die Darmwand in den Körper gelangen können.
- Sie hindert Krankheitserreger daran, sich zu vermehren.
- Sie produziert Stoffe, die vermutlich vor entzündlichen Darmerkrankungen und Darmkrebs schützen, und sie trainiert unaufhörlich unser Immunsystem, denn etwa 80 % unserer körpereigenen Abwehr sind im Darm lokalisiert.

Darmerkrankungen können aber auch auf eine Übersäuerung des Körpers hinweisen. Deshalb sollte eine Ernährungsumstellung mit dem Ziel der Wiederherstellung des Säure-Basen-Gleichgewichtes eingeleitet werden.

Wenn der Dünndarm mit der Verarbeitung von Säuren nicht nachkommt, blockiert er. Er reagiert mit Durchfall, denn die Nahrung durchwandert den Darm zu schnell und unverarbeitet. Viele Abführmittel nutzen diesen Effekt mit den Säuren. Es bietet sich jedoch an, mit basischer und ballaststoffreicher Kost den Darm gesund zu erhalten oder zu sanieren, denn ein gesunder Darm ist die beste Grundlage für unser ganzheitliches Wohlbefinden.

In diesem Zusammenhang gibt es interessante Hinweise darauf, dass Störungen des biologischen Darmmilieus zu Depressionen und übersteigerter Reizbarkeit führen. Dr. Michael Worlitschek beschreibt in seinem Buch »Praxis des Säure-Basen-Haushaltes« Fälle von chronischer Psychose und Depression und führt aus, dass Linderung ohne eine Änderung der Essgewohnheiten hin zur basenreichen Kost kaum möglich ist.

Erschöpfungszustände

Von körperlicher Erschöpfung und Antriebsschwäche, häufig verbunden mit Unruhe sowie mangelndem Selbstwertgefühl bei den täglichen Herausforderungen, sind heute viele Menschen geplagt. Sie versuchen, sich mit schulmedizinischen und alternativen Heilverfahren zu helfen. Diese Eigeninitiative birgt aber auch die Gefahr, unkritisch jeden gebotenen Strohhalm zu greifen, falsche Medikamente einzunehmen und das wahre Ausmaß des ganzheitlichen Beschwerdebildes zu unterschätzen. In vielen Fällen kann eine konsequente Entsäuerungs-Therapie durch die Einnahme von basenbildenden Mikronährstoffen zusammen mit einer Ernährungsumstellung den Zustand deutlich bessern, ja sogar diese Befindlichkeitsstörungen völlig verschwinden lassen.

Fieber

Fieber ist eine wichtige Reaktion des Körpers, und sollte deshalb möglichst nicht unterdrückt werden. Das gilt insbesondere für Kinder und Jugendliche, die ebenso wie Erwachsene viel zu oft mit fiebersenkenden Medikamenten behandelt werden.

Fieber kann viele unterschiedliche Ursachen haben und mit zahlreichen Symptomen einhergehen. Mattigkeit, beschleunigter Puls, Kopfschmerzen, Übelkeit und Erkältungsbeschwerden gehören dazu. Bei mäßigem oder hohem Fieber darf keinem Patienten Nahrung oder ein Getränk aufgedrängt werden. Es ist aber von entscheidender Bedeutung, das Säure-Basen-Gleichgewicht zu stabilisieren. Dr. Michael Worlitschek rät deshalb zu basischen Getränken. Und wenn es dem Patienten wieder etwas besser geht, sollte mit streng basischer Ernährung der Gesundungsprozess unterstützt werden. Statt gezuckerter Limonade oder zuckersüßen Säften sollten Fenchel- und Kamillentee sowie verdünnte Gemüsesäfte oder auch basische Gemüsebrühe getrunken werden. Leichte Kartoffel- und Gemüsegerichte mit frischen Kräutern wecken die Lebensgeister.

Gerade bei Fieber sollte das Essen und Trinken basisch sein!

Haut- und Haarprobleme

Wenn es um unser Äußeres geht, reagieren wir hochsensibel. Seidig glänzendes Haar wird uns in zahlreichen Fernsehspots vorgeführt. Doch meist denkt dabei niemand an die Ernährung des Haars mit gesunder Kost. Ist das Haar trocken, spröde und glanzlos oder leidet man sogar unter Haarausfall, kann dies auch eine Folge jahrelanger Mangelernährung und Übersäuerung sein.

Der medizinische Überbegriff für Hauterkrankungen lautet Dermatose oder Dermatitis und umfasst Hunderte von Hautleiden. Allen ist jedoch eines gemeinsam: Sie sind eine Reaktion unserer hochempfindlichen äußeren Hülle auf schädliche und störende

Einflüsse aus der Umwelt. Vielfach zeigt die Haut – quasi als Hilfeschrei – Rötungen, Blasen, Entzündungen und Ekzeme. Viele Hautreaktionen sind als Ausdruck überschiessender Immunreaktionen zu verstehen und beruhen auf einer Allergie. Das Erkennen und die Heilung von Hauterkrankungen aller Art macht ärztliche Behandlung notwendig. Allerdings sollte auch hier der Säure-Basen-Haushalt in sein biologisches Gleichgewicht gebracht werden. Wenn der Arzt abwinkt, oder von dieser Alternative nichts wissen will, dann wechseln Sie zu einem naturheilkundlich orientierten Mediziner. Viele belastende Haut- und Haarerkrankungen sind mit der Säure-Basen-Regulierung in den Griff zu bekommen. Wie heisst es doch so treffend in der Werbung: Gesunde Fingernägel, glänzendes Haar und schöne Haut kommen von innen. Dieser Zusammenhang sollte nicht nur in der Kosmetik, sondern auch in der dermatologischen Praxis viel häufiger beachtet werden. Haut und Darm gehören eng zueinander. Ohne eine grundlegende Darmsanierung können rein lokale Maßnahmen wie Cremes und Salben nur wenig Wirkung erzielen. Deshalb sollte bei Haut- und Haarerkrankungen immer eine Entsäuerung und Darmsanierung zu den begleitenden Maßnahmen zählen.

Hörsturz

Immer mehr Menschen mittleren Alters erleiden unter körperlicher und seelischer Belastung plötzlich einen Hörsturz. Die wichtigste Maßnahme ist, unverzüglich einen Arzt aufzusuchen und mit der Therapie (häufig sind Infusionen notwendig) zu beginnen. Beim Hörsturz zählt jede Stunde! Weiterhin sollten Methoden erlernt werden, die der Entspannung dienen. Merke: Auch das Innenohr gehört zu den außerordentlich kompliziert aufgebauten Organen. Die notwendige Versorgung mit lebenswichtigen Nährstoffen kann durch eine Übersäuerung des Körpers und verdicktes Bindegewebe, das mit der Zeit immer mehr saure Schlackenstoffe lagern muss, behindert sein. Dies gilt auch im umgekehrten Verhältnis, nämlich beim Abtransport von Stoffwechselendprodukten.

Kopfschmerzen und Migräne

Die Zahlen sind erschreckend: Von etwa 30 Millionen Kopfschmerzkranken haben hierzulande etwa drei Millionen täglichen Dauerkopfschmerz, etwa 10 % davon durch die Medikamente, die regelmäßig und missbräuchlich eingenommen werden (medikamenteninduzierter Dauerkopfschmerz). 1994 wurden für 1,3 Milliarden Mark frei verkäufliche Schmerzmittel eingenommen und für rund 140 Millionen Mark Kopfschmerz- und Migränemittel von deutschen Ärzten verordnet. Dadurch werden Folgekosten aufgrund des Schmerzmittelmissbrauchs von 170 Millionen Mark verursacht, sodass bei insgesamt 17 Fehltagen pro Jahr und Patient ein volkswirtschaftlicher Ausfall an direkten und indirekten Kosten von mehr als fünf Milliarden Mark entstand.

Neben diesen Zahlen haben Kopfschmerz und Migräne auch eine andere Seite. Es handelt sich um die Einschränkung der Lebensfreude und Leistungsfähigkeit, die Angst vor den bedrückenden Schmerzen mit ihren Begleiterscheinungen, den Verlust von sozialen Bindungen und Kontakten und vieles mehr. Kopfschmerzen und Migräne haben vielfältige Ursachen und es gibt eine Vielzahl von Theorien über ihr Entstehen. Es geht kein Weg an der Tatsache vorbei, dass es sich bei diesem Beschwerdebild auch um Stoffwechselentgleisungen handelt. Hier kann eine Entsäuerungskur mit Hilfe von Mineralstoffen und Spurenelementen helfen, die Beschwerden in den Griff zu bekommen und nach und nach auf die Schmerzmittel zu verzichten. Schließlich kann ihr Dauergebrauch die Nierentätigkeit empfindlich stören. Nicht umsonst sagt man, dass bei etwa 50 % der Dialyse-(Blutwäsche-) Patienten die Medikamente den Nierenschaden verursacht haben.

Krebs

Es ist noch gar nicht so lange her, da wurde von der traditionellen Medizin jeder Zusammenhang zwischen Ernährung und Krebserkrankung bestritten. Nach einem knappen Jahrzehnt wird zwar immer noch gesagt, dass es keine direkte Anti-Krebs-

Ernährung gibt, dass aber bestimmte Spurenelemente und Vitamingruppen der Vorbeugung dienen bzw. sogar die Metastasenbildung verzögern oder selbst verhindern können.

Das Deutsche Krebsforschungszentrum in Heidelberg spricht von 340 000 Krebsneuerkrankungen pro Jahr. Im gleichen Zeitraum sterben rund 210 000 Menschen an Krebs und es gibt Hochrechnungen, dass im Jahr 2010 diese Todesursache an erster Stelle, noch vor den Herz-Kreislauf-Erkrankungen stehen wird. Die Forschung hat bisher zur Klärung der Krebsentstehung viel weniger beigetragen als noch vor wenigen Jahrzehnten erhofft wurde. Auch darüber, inwieweit ein saures Milieu im Organismus die Vermehrung von Krebszellen begünstigt, wird kontrovers diskutiert. Dass es jedoch zwischen Ernährung und Krebs enge Zusammenhänge gibt, sollte seit Anfang der Achtzigerjahre auch deutschen Medizinern bekannt sein. Nach einem Bericht des Nationalen Forschungsrates der USA, der vom Bundesministerium für Forschung und Technologie herausgegeben wurde, heißt es: »Dass ein Arzt, der bei der Krebsbehandlung Ernährungsfaktoren nicht berücksichtigt, sich eines gravierenden Therapiefehlers schuldig macht …«. Hier sei die Frage erlaubt, weshalb es nicht möglich ist, diese Erkenntnis in die Vorbeugungsmaßnahmen zur Verhütung von Krebserkrankungen miteinzubeziehen. Wieder können wir nur in Eigenverantwortung handeln, und dem Säure-Basen-Gleichgewicht mehr Beachtung schenken, denn der Zusammenhang zwischen Krebs und Gewebeübersäuerung ist kaum zu widerlegen. Krebskranke haben immer einen übersäuerten Körper. Drehen wir das Verhältnis konsequent um, haben wir auch in der aktiven Krebsvorsorge eine gute Chance.

Lebererkrankungen

Die Leber (lateinisch = hepar) ist die größte Drüse des menschlichen Körpers und gleichzeitig ein unentbehrliches Chemiewerk. Unsere wichtige Entgiftungsstation wiegt etwa 1500 Gramm und hat ihren Sitz im rechten Teil des Oberbauches direkt unter dem Zwerchfell. Ihr unterster Rand lässt sich gelegentlich am

Rippenbogen ertasten. An der Unterseite der Leber, in einer leichten Einbuchtung, liegt die Gallenblase. Der Leber- und der Gallenblasengang vereinigen sich zu einem gemeinsamen Ausführungsgang, der in den Zwölffingerdarm einmündet. Die Leber als Entgiftungs- und Speicherorgan produziert einen halben Liter Galle am Tag, der für die Verdauung von Fetten unverzichtbar ist. Die Leber speichert unter anderem Kohlenhydrate als Glykogen und gibt diese Reserve in Form von Traubenzucker (Glukose) in den Blutkreislauf ab. Alle Venen des Magens und des Darms passieren in Richtung Herz die Leber. Alle schädlichen Substanzen des »verbrauchten« Blutes werden hier herausgefiltert und entsorgt. Weitere Aufgaben sind die Beteiligung an der Bildung und dem Abbau roter Blutkörperchen, die Produktion blutgerinnender Substanzen (Fibrinogene), die Speicherung von Eisen und Kupfer sowie die Herstellung und Bereithaltung von Vitaminen und die Spaltung von Eiweißsubstanzen (Aminosäuren).

Die Leber ist ein außerordentlich geduldiges Organ. Sie reagiert erst mit Beschwerden oder Schmerzen, wenn es vielfach schon zu spät ist (z. B. Leberzirrhose). Aus diesem Grunde sollten wir vorsorgend-fürsorglich mit unserem wichtigsten Stoffwechselorgan umgehen und es entlasten, indem wir ihm nicht zu viele Säuren zumuten und auf zuviel Eiweiß verzichten.

Magenbeschwerden

Nahezu jeder zweite Deutsche hat öfter Probleme mit dem Magen. Die wenigsten gehen deshalb zum Arzt. Das ist auch nicht notwendig, wenn die Beschwerden nur ab und zu auftreten und eine leicht erklärbare Ursache haben: zu viel Alkohol und Nikotin oder übermäßig reichliches Essen. Schuld an den Magenbeschwerden ist häufig die Magensäure. Eine gesunde Magenschleimhaut schützt sich mit einer Schleimbarriere vor deren aggressiver Wirkung. Büßt die Schleimhautbarriere jedoch ihre Schutzfunktion ein, so reagiert die Magenschleimhaut gereizt. Dabei tritt ein Schmerz auf, der sich typischerweise bei leerem Magen bemerkbar macht und sogar nachts auftreten kann. Diese säurebedingten Magenbeschwerden äußern sich durch Sodbrennen, saures Aufstoßen, Druckgefühl in der Magengegend, Übelkeit und zuweilen auch durch Erbrechen. Diese gelegentlichen Magenbeschwerden behandeln viele Betroffene ohne Rücksprache mit dem Arzt. In der Fachsprache heißen diese Medikamente Antazida (gegen Säure). Es handelt sich um Substanzen, die Magensäure binden können. Aber Vorsicht: Wenn Sie nicht genau wissen, ob Ihre Nieren voll leistungsfähig sind, dann sprechen Sie erst einmal mit Ihrem Hausarzt. Bei Nierenfunktionsstörungen dürfen aluminiumhaltige Antazida nicht eingesetzt werden!

Besser wäre es, nach und nach auf Medikamente zu verzichten, den gesamten Organismus zu entsäuern und mit einer basenreichen Kost das Gleichgewicht zu stabilisieren. Nicht umsonst werden vom Arzt bei übersäuertem Magen Magnesiumverbindungen zur Säureminderung verschrieben.

Nieren- und Harnwegsleiden

In Verbindung mit der Leber leisten die Nieren die Ausscheidungs- und Entgiftungsarbeit in unserem Körper. Dabei befreien die Nieren das Blut von körpereigenen Abfallprodukten, die durch den Stoffwechsel anfallen. Sie entstehen aus den Eiweißrückständen der Nahrung und enthalten Harnstoffe und Ammoniak, die über den Urin ausgeschieden werden müssen. Die Nieren verfügen über rund eine Million winziger Filter, die eine wahre Mammutarbeit übernehmen. Pro Tag filtern sie etwa 180 Liter Flüssigkeit. Die Nieren liegen rechts und links in der hinteren Bauchhöhle. Jedes der beiden bohnenförmigen Organe ist nur etwa 12 Zentimeter lang und wiegt ungefähr 150 Gramm.

Die Nieren sorgen außerdem dafür, dass unser Blut nicht übersäuert, sprich die Blutflüssigkeit stets einen möglichst konstanten Wassergehalt aufweist. Ferner sind sie dafür verantwortlich, dass die Konzentration wichtiger Mineralien wie Calcium, Natrium und Kalium im biologischen Gleichgewicht bleibt. Pro Minute strömt etwa ein halber Liter Blut durch die Nieren. Sie können pro Stunde einen Liter, aber auch nur 50 Milliliter ausscheiden. Erkrankt eines der beiden Organe, übernimmt die andere Niere ihre Arbeit, aber auf Dauer können nur beide gesunden Nieren ihren Aufgaben als Ausscheidungsorgan wahrnehmen. Außerdem gilt: Je übersäuerter unser Körper ist, desto weniger können die Nieren ausscheiden. In diesem Fall setzt sich ein wahrer Teufelskreis in Gang. Ist der Körper übersäuert, wird durch die Nieren weniger Harnsäure ausgeschieden, und dadurch nimmt die Übersäuerung des gesamten Organismus stetig zu. Ein Symptom von Nierenerkrankungen sind Ödeme. Es handelt sich dabei um Schwellungen der Haut oder der Schleimhäute, da sich wässrige Flüssigkeit im Gewebe ansammelt. Ödeme enstehen auch, wenn die Nieren nicht voll funktionsfähig sind. Sie treten oft im Gesicht auf, bei entzündlichen Nierenerkrankungen insbesondere um die Augen herum. Bei chronischer Niereninsuffizienz kann das Organ nur noch eingeschränkt harnpflichtige Substanzen, insbesondere die stickstoffhaltigen Endprodukte des Eiweißstoffwechsels, ausscheiden. Davon sind auch andere Regulationsmechanismen des Körpers betroffen, vor allen Dingen das Säure-Basen-Gleichgewicht. Angepasster Eiweißverzehr und reichlich basische Nahrungsmittel bewahren die Nieren vor Überlastung und Erkrankungen.

Osteoporose

Wenn die Knochen porös und brüchig werden und ein Schwund an Knochensubstanz vorliegt, spricht man von Osteoporose. Da ausreichend Mineralstoffe, und gerade das lebenswichtige Calcium fehlen, nehmen Festigkeit und Dichte im Inneren der Knochensubstanz ab. Dadurch besteht eine erhöhte Neigung zu Knochenbrüchen. Im Gegensatz zu der vielfach geäußerten Meinung ist die Osteoporose keine Verschleißerscheinung, sondern zählt vorrangig zu jenen Erkrankungen, die in Folge einer latenten Übersäuerung des Körpers entstehen. Sind die bewährten Puffersysteme überlastet und schließlich unfähig, das Übermaß an Säuren zu neutralisieren, greift der Körper auf seine Mineralstoffreserven zurück. Sie wirken quasi wie eine Speisekammer, die ausgeplündert wird, ohne für Nachschub zu sorgen. Mit den Mineralstoffen aus dem Knochengerüst versucht der Körper, den Überschuß an Säuren abzupuffern. Über die Aufnahme von Calcium mit der Nahrung sollte der Calciumspiegel des Blutes in einem relativ konstanten Wert von 9 bis 11 mg % gehalten werden. Dafür muss ein Erwachsener mindestens 800 Milligramm Calcium pro Tag aufnehmen. Milch und Milchprodukten sind die Hauptlieferanten. Alle anderen Nahrungsmittel enthalten nur einen geringen Anteil. Deshalb sollte auf eine regelmäßige Nahrungsergänzung geachtet werden. Mit einer säurearmen und basenreichen Kost können Knochenbrüchigkeit und ihre schmerzhaften Folgen weitgehend vermieden werden.

Bei Knochenschwund denken die wenigsten an Kinder. Doch wie viele Krankheiten des späteren Lebensalters hat die Osteoporose ihren Ursprung in der Kindheit. Die Calciumversorgung von jungen Mädchen ist in ganz Europa anhaltend schlecht. »Sie sollten deshalb zur potentiellen Risikogruppe gezählt und über die Krankheit und Vorbeugungsmöglichkeit informiert werden«, sagt Mary Fraser, Geschäftsführerin der Europäischen Vereinigung für Osteoporose. Unzureichende Calciumaufnahme in der Kindheit und Jugend führt dazu, dass die maximale Knochenmasse nicht erreicht wird. Weil bereits 97 % der Knochenmasse vor dem zwanzigsten Lebensjahr aufgebaut sind, sollten besonders Jugendliche auf eine knochengesunde Ernährung achten. Stattdessen werden reichlich säurehaltige Nahrungsmittel in Form von Süßigkeiten und Fastfood verzehrt, sodass schon in jungen Jahren das Risiko besteht, Mineralstoffe wie Calcium aus Knochen und Zähnen herauszulösen, um das Übermaß an Säuren zu neutralisieren.

Nach neuesten Studien hat eine optimale Vitamin C-Versorgung positive Effekte auf die Knochendichte. Nehmen Frauen täglich größere Mengen von Vitamin C auf, kann die Knochenstabilität erhöht werden. Zu diesem Ergebnis kam eine US-Studie mit 994 Frauen im Alter von 50 bis 98 Jahren. Sie hatten größtenteils und über mehrere Jahre hinweg, etwa die achtfache Menge der empfohlenen Tagesdosis an Vitamin C zu sich genommen. Die Deutsche Gesellschaft für Ernährung – DGE – empfiehlt 75 Milligramm pro Tag. Nach Angaben der Wissenschaftler fördert Vitamin C die Bildung von Prokollagen und Kollagen, zwei wichtigen Ausgangsstoffen für die Bildung und Erhaltung von Knochensubstanz.

Reizdarmsyndrom

Laut Münchener Medizinischer Wochenschrift (MMW, März 1998) handelt es sich beim Reizdarmsyndrom »um eine sensible Allianz von Hirn und Darm«. Reizdarmpatienten treibt es demnach von Arzt zu Arzt, um sich nach langwieriger Diagnostik immer wieder den gleichen Befund bestätigen zu lassen. Die Betroffenen leiden nicht nur unter unspezifischen Magen-Darm-Symptomen, sondern auch darunter, dass ihre Beschwerden nicht ernst genommen werden. Hinzu kommen Ängste, dass eine unerkannte ernste Erkrankung, zum Beispiel ein Karzinom, dahinter stecken könnte. Die aufwendigen Untersuchungen umfasst bakteriologische Stuhlanalyse und vieles mehr, aber meistens kommt heraus, dass der Patient organisch gesund ist. Warum reagiert der Darm so gereizt? Die Schulmedizin meint, dass Sensibilitätsstörungen des Darms die wahrscheinliche Ursache der Beschwerden sind. Veränderungen der Darmwand durch Entzündungen oder auch des Reizleitungssystems sowie eine abweichende psychische Wahrnehmung normaler Reize rufen die Störungen hervor. Starken Einfluss auf das Auftreten und Ausmaß der Beschwerden haben Stress, Ärger und Angst. Den Patienten werden Entspannungsübungen zur Stressbewältigung angeraten, die häufig sehr erfolgreich sind. Da die Zunahme des Reizdarmsyndroms unverkennbar ist, wurde 1995 die »Reizdarmselbsthilfe« ins Leben gerufen. Über 30000 Patienten wandten sich bislang hilfesuchend an diese Organisation. Die Zahl beweist die Brisanz der Erkrankung und den Leidensdruck vieler Patienten. Die naheliegende Behandlung, nämlich eine Darmsanierung durch Entsäuerung und die entsprechende Umstellung der Kost auf überwiegend basische Nahrungsmittel, ist bei den Schulmedizinern aber noch nicht anerkannt. Dabei wäre sicherlich neben den bisher wirksamen Entspannungspraktiken die Wiederherstellung des Säure-Basen-Gleichgewichtes ein wichtiger Eckpfeiler der Therapie.

Rheuma

Naturheilärzte haben es immer wieder behauptet, und Betroffene konnten es schließlich bestätigen, dass Basenüberschuss Schmerzen lindert. Das positive Zusammenspiel von Basenkonzentration und Arachidonsäure-Stoffwechsel (Arachidonsäure ist eine vierfach ungesättigte, lebenswichtige Fettsäure) zählt zu den wichtigen Therapiebausteinen. Der Verzicht auf arachidonsäurehaltige Nahrungsmittel wie Schweinefleisch, fetten Käse und Eier sowie eine zusätzliche Basenanreicherung mit Hilfe von Präparaten sind ein wichtiger Beitrag zur Schmerzlinderung. Zu diesem Ergebnis kommt der Münchener Allgemeinmediziner und Spezialist für Naturheilverfahren Dr. Thomas Weihmayr in der Fachzeitschrift »Fortschritte der Medizin«. Neben physikalischen Anwendungen zur Kühlung der betroffenen Gelenke im akuten Schub und der Einnahme von Phytopharmaka oder homöopathischen Substanzen empfiehlt der Autor eine Rheumadiät zur gezielten Beeinflussung des Arachidonsäure-Stoffwechsels.
Der Zusammenhang zwischen Schmerzlinderung und gleichzeitigem Basenüberschuss wurde erst kürzlich in weiteren Literaturanalysen belegt. Ob Patienten auf eine Ernährungsumstellung mit Verzicht auf arachidonsäurehaltige Nahrungsmittel positiv reagieren, sollte im Rahmen einer achttägigen Fastenkur ausprobiert werden. Die schmerzlindernde Reaktion während der Fastenzeit wird durch eine anschließende vegetarische und basenreiche Kost gesichert. Die Erweiterung des Speiseplans mit Kartoffeln, Reis und Getreide sollte stufenweise erfolgen, um Nahrungsmittelunverträglichkeiten, zum Beispiel auf Gluten im Getreide, feststellen zu können. Eine ausreichende Flüssigkeitszufuhr mit verschiedenen Teesorten wie Fenchel-, Löwenzahn- oder Brennnesseltee sowie eine konsequente Darmreinigung tragen nach Meinung des Arztes wesentlich zum Therapierfolg bei. Eine Nahrungsergänzung mit einem Kombinationspräparat aus Mineralstoffen und Spurenelementen hilft, den Überschuß an Säuren im Körper auszuscheiden. Rheumatiker haben einen erhöhten Bedarf an Mikronährstoffen, da diese bei akuten Entzündungsschüben durch den Abbau der Arachidonsäure verstärkt verbraucht werden.

Schlaganfall

Der Schlaganfall wird medizinisch als Hirninfarkt (Apoplexie) bezeichnet. Nach Dr. Michael Worlitschek steht der Schlaganfall in direktem Zusammenhang mit dem Blutgerinnungsfaktor Fibrinogen. Das bedeutet, je schneller die Fliessfähigkeit des Blutes ist, desto besser sind die Billionen kleinen grauen Zellen dran. Ist das extrem sauerstoffhungrige Gehirn gut durchblutet, d. h., wenn die Versorgung mit Sauerstoff und mit allen anderen erforderlichen Nährstoffen gewährleistet ist, und die anfallenden Schlacken zügig abtransportiert werden, dann hat der Schlaganfall wenig Chancen. Er beruht auf der Verstopfung eines Hirngefässes, das aufgrund von Kalk, Fetten und Säurebelastungen verschlossen ist. Die Folgeerscheinungen reichen von leichter Lähmung bis zu vollkommener Invalidität. Es lohnt sich, mit Vernunft die richtigen Nährstoffe aufzunehmen, um dieser Krankheit frühzeitig vorzubeugen. Deshalb sind Entsäuerung und Ernährungsumstellung notwendig.

Zahnerkrankungen

Ob rot-weiß gestreift, hellrosa, eisblau oder einfach weiß – eine Zahnpasta fehlt wohl in keinem deutschen Haushalt. Die Auswahl an Pasten, Cremes, Gelen und flüssigen Reinigern ist groß. Doch trotz des riesigen Angebotes und der Möglichkeit fachkundiger Beratung in Apotheken haben die Zahnärzte viel zu tun: 99 Prozent der deutschen Erwachsenen leiden an Karies, der teuersten ernährungsabhängigen Erkrankung hierzulande. Bei mehr als 90 % sind Zahnfleisch oder Zahnhalteapparat entzündet (Gingivitis bzw. Parodontitis). Als eindeutige Ursache werden bakterielle Zahnbeläge genannt. Etwa 300 verschiedene Bakterienarten befinden sich in der Mundhöhle in einem natürlichen Gleichgewicht. Erst beim Essen sehr zuckerreicher und klebriger Nahrungsmittel oder dem Genuss süßer Limonaden können sich einige Erreger schlagartig vermehren. Das Gleichgewicht in der Mundhöhle wird gestört. Und je schwächer die Widerstandskraft gegen die Zahnbakterien ist, desto eher sind die Folgen zu sehen und zu spüren. Ein zäher Belag überzieht die Zähne. Darin produzieren die Plaque-Bakterien organische Säuren, die den Zahnschmelz und das Zahnbein nach und nach entkalken und damit zerstören.

Das Milieu in der Mundhöhle ist durch die Nahrungsaufnahme ständigen Schwankungen unterworfen. Um hier ein Gleichgewicht zu erhalten, versuchen viele Menschen, nach jeder Mahlzeit die Zähne zu putzen oder ein Kaugummi zu kauen, was den natürlichen pH-Wert im Mund wiederherstellt. Mittlerweile werden aber gegen eine falsch verstandene Mundhygiene verschiedene Argumente ins Feld geführt. So können wir uns noch so sehr bemühen, eine gesunde Mundflora ist weder mit Zahncreme noch mit desinfizierendem Mundwasser zu erhalten oder gar wieder herzustellen. Die gesunden Mikroorganismen in der Mundhöhle werden an ihrer biologischen Selbstregulierung gehindert.

Wer sich aufgrund gesunder Ernährung den Säureüberschuß durch klebrige, zuckerhaltige Nahrungsmittel erspart, kann eine Menge für Zähne und Zahnfleisch tun, indem es zu keinen wesentlichen Störungen des Mundmilieus kommt. Denn die Ursache für den Zahnverfall durch Karies und Zahnbelag ist der anhaltende Säureüberschuß im Organismus und damit auch im Mund. Die Stabilisierung des Säure-Basen-Gleichgewichtes gilt als das aussichtsreichste Faustpfand, die Zähne gesund zu erhalten, und das sollte von Kindesbeinen an geschehen.

Die Hauptnährstoffe Eiweiß, Kohlenhydrate und Fett

Wieviel Eiweiß braucht der Mensch?

Eiweiße (Proteine) sind unerlässlich für den Aufbau körpereigener Eiweißstrukturen, die in jeder einzelnen unserer 60 bis 100 Billionen Körperzellen zu finden sind. Sie nutzen dort der Herstellung vielfältiger Enzyme und Hormone, sie sind für das Immunsystem sehr wichtig, und nicht zuletzt für die Erhaltung der Köpersubstanz. Eiweiß wird aber auch zur Energieversorgung gebraucht. So liefert ein Gramm Eiweiß rund vier Kilokalorien.

Zur Zeit kennt man von Seiten der Wissenschaft über 1000 verschiedene Eiweißverbindungen. Sie alle sind wie beim Legoprinzip aus feststehenden Bausteinen zusammengesetzt. Von diesen 20 Aminosäurebausteinen gelten bisher acht als essentiell, d. h., sie können vom menschlichen Organismus nicht selbst hergestellt werden, sondern müssen wie Vitamine und andere Mikronährstoffe über die Nahrung in den Körper gelangen.

Mit der wichtigen Frage, wieviel Eiweiß der Mensch benötigt, haben sich Forscherteams und komplizierte Rechenmodelle immer wieder beschäftigt. Vor gar nicht langer Zeit hieß es, ein Gramm Eiweiß pro Kilo Körpergewicht am Tag sei ratsam. Derzeit lautet die Empfehlung der Deutschen Gesellschaft für Ernährung (DGE), 0,8 Gramm Protein für jedes Kilogramm Körpergewicht pro Tag aufzunehmen. Diese Berechnung beruht auf Normalgewicht und -größe und gilt für Erwachsene über 21 Jahre. Bei Kindern und Jugendlichen hat noch der alte Wert von einem Gramm Eiweiß pro Kilogramm täglich seine Gültigkeit.

Wie steht es nun bei Menschen mit Übergewicht? Wer mehr Pfunde als normal auf die Waage bringt, braucht trotzdem nicht mehr Eiweiß zu sich zu nehmen.

Benötigen Sportler mehr Eiweiß? Möchten Sie Gewichte heben oder eine massive Metallkugel durch die Gegend schleudern? In diesem Fall sollten Sie in der Tat eine Extraportion Eiweiß zu sich nehmen. Je nach sportlicher Betätigung kann die doppelte Menge von 0,8 Gramm pro Kilogramm Körpergewicht am Tag zugeführt werden. Nur eines ist wichtig: Ohne entsprechendes Training verstärkt sich die Muskelmasse auch mit der Extraportion Eiweiß nicht! Wer dagegen als Hobbysportler am Wochenende durch Wald und Flur joggt, sich im Fitness-Studio bei Aerobic austobt oder in der Betriebsmannschaft Fußball spielt, benötigt keine Extrazulage Eiweiß. Außerdem erledigt sich das Thema meistens von ganz allein, denn wer sportlich aktiv ist und sich häufig im Freien aufhält, hat schlicht mehr Hunger. Das heisst ganz einfach, es wird mehr gegessen. Wichtig ist jedoch, jede Eiweißmast auszuschließen. Sie belastet nicht nur die Nieren, weil überzähliges Eiweiß abgebaut und entsorgt werden muss, sondern bringt das Säure-Basen-Gleichgewicht aus dem biologisch vorgegebenem Lot.

Wieviel Eiweiß macht krank?
Bei dieser Frage drücken sich die meisten Wissenschaftler und reden gern um den heißen Brei herum. Schließlich verzehren wir Menschen kein reines Eiweiß, sondern immer Nahrungsmittel, die außer Proteinen auch Fett, Kohlenhydrate und andere Substanzen anbieten. Bekannt ist, dass ein Übermaß an Eiweiß die Nieren überfordert. Sie müssen den Überschuß verarbeiten und entsorgen. Auch wird durch ein »Zuviel« an Eiweiß die Osteoporose begünstigt. Bestimmte Aminosäuren fördern den Abbau von Calcium. Außerdem gilt, wer viel tierisches Eiweiß zu sich nimmt, isst naturgemäß mehr verstecktes tierisches Fett und weniger Fettsäuren aus pflanzlichen Substanzen. Neueste Forschungsergebnisse brachten es an den Tag: Hoher Eiweißverzehr bedeutet Stress! Nach dieser deutschen Studie erhöht ein Übermaß an Eiweiß, im Vergleich zur vegetarischer Ernährung das sogenannte Stressniveau. Es beruht auf einer deutlichen Aktivierung der Ausschüttung von Stresshormonen.

Ist pflanzliches Eiweiß empfehlenswert? Biologische und möglichst hohe Wertigkeit sind beim Eiweißverzehr ausschlaggebend.

Der Begriff *biologische Wertigkeit* zeigt auf, wie gut das Muster der Eiweißbausteine, sprich Aminosäuren, zum körpereigenen Eiweißmuster passt. Auf den ersten Blick schneidet das Eiweiß tierischen Ursprungs unter diesem Gesichtspunkt zunächst am besten ab. Kombiniert man aber hochwertiges pflanzliches Eiweiß richtig, kann es sogar noch wertvoller für den Organismus sein als ein Stück Fleisch. Zu diesen wertvollen Kombinationen zählen unter anderem: Milch und Getreide, Kartoffeln und Ei, Bohnen und Mais, Ei und Soja. Und diese bewährten Lebensmittel müssen nach heutigem Erkenntnisstand der Ernährungswissenschaft noch nicht einmal mit einer Mahlzeit angeboten werden.

Wieviel Eiweiß benötigen Sie?
Bei einem Tagesbedarf zwischen 47 und 60 Gramm kann auf folgende »Lieferanten« zurückgegriffen werden:

1 Scheibe Käse	7 bis 8 Gramm
1 Glas Milch	6 Gramm
1 Becher Joghurt	6 Gramm
2 EL Quark	5 Gramm
1 Ei	7 Gramm
1 Portion Fleisch (125 g)	25 Gramm
1 Portion Fisch (125 g)	25 Gramm
1 Portion Hülsenfrüchte (getrocknet 60 g)	13 Gramm
Sojabohnen (getrocknet 60g)	21 Gramm
50 g Nüsse	8 Gramm
1 Scheibe Brot	3 bis 4 Gramm
1 Portion Kartoffeln (200 g)	3 Gramm
1 Portion Nudeln (100 g)	4 Gramm

Kohlenhydrate – das Muskelbenzin

Zucker liefert Energie, das ist eine bekannte Tatsache. Die mit der Nahrung aufgenommenen Kohlenhydrate werden während der Verdauung in Traubenzucker (Glukose) umgewandelt und danach ins Blut befördert. Der Blutzuckerspiegel des gesunden Menschen beträgt zwischen 70 und 120 Milligramm auf 100 Milliliter. Traubenzucker wird von allen Zellen des Körpers zur

Energiegewinnung gebraucht. Stecken jedoch in den aufgenommenen Nahrungsmitteln mehr Kohlenhydrate als der Organismus zu diesem Zeitpunkt benötigt, so wird aus dem überschüssigen Traubenzucker in der Leber Speicherzucker (Glykogen) gebildet und dort in einer Art Vorratskammer aufbewahrt. Steigt der Zuckerbedarf, so kann der Speicherzucker erneut zu wirksamem Traubenzucker umgewandelt werden, und ist die Aufnahme von Kohlenhydraten deutlich höher als das Zwischenlager aufnehmen kann, so werden diese in Fett umgewandelt und im Leber- bzw. Fettgewebe gespeichert.

Die Hormone Insulin und Glukagon sorgen dafür, dass sich der Blutzuckerspiegel immer im Bereich von 70 bis 120 Milligramm auf 100 Milliliter einpendelt. Insulin senkt den Blutzucker, Glukagon erhöht mit anderen Hormonen wie Adrenalin und Cortisol den Blutzuckerspiegel. Wie sieht das in der Praxis aus?

Das typisch deutsche Einheitsfrühstück mit Weißbrot, Toast oder Brötchen, Konfitüre, Honig, starkem Kaffee oder schwarzem Tee versorgt den Organismus mit einem Übermaß an leeren Kohlenhydraten. Binnen kurzer Zeit meldet sich erneut Appetit, in der Regel auf Süßes. Nach dem Verzehr dieses zuckersüßen Frühstücks erteilt nämlich das Gehirn der Bauchspeicheldrüse den Befehl, unverzüglich Insulin auszuschütten, um den Blutzuckerspiegel auszubalancieren, gegebenenfalls abzusenken. Der Normalbereich von 70 bis 120 Milligramm Glukose muss unbedingt erreicht werden. Unser überhöhtes Zuckerangebot überflutet das Blut bereits beim Frühstück mit beträchtlichen Zuckerstößen, die wiederum mit einer reichlichen Insulinproduktion beantwortet werden müssen. Durch dieses Hochschnellen und Absinken des Blutzuckers setzt das Hungergefühl sehr rasch ein, und der unaufhörliche Schrei nach Zucker verursacht einen Teufelskreis:

- Zuckerverzehr bewirkt Insulinausschüttung.
- Es erfolgt eine zügige Entfernung des Glukose-Überschusses.
- Daraufhin entstehen Mißempfindungen und erneuter Heißhunger auf Süßes.
- Das Ergebnis ist eine ständig überhöhte Zuckeranlieferung.

Zucker ist wie das Wasser ein unverzichtbarer Nährstoff, der stets und ständig als Energieträger für das Gehirn und die Muskelfunktionen zur Verfügung stehen muss. Die Frage ist nur, in welcher Menge und Form. Außer unserem Haushaltszucker, den wir als solchen erkennen, befindet sich Zucker in unterschiedlicher Form in zahlreichen Nahrungsmitteln. Jeder Löffel Hafer- oder Getreideflocken, alles Obst und Gemüse, Brot und Gebäck, Kartoffeln, Nudeln und Reis sowie tausend andere Dinge des täglichen Verzehrs bieten Zucker und Stärke an. In allen Obstsorten ist je nach Reifegrad Fructose (Fruchtzucker) enthalten, ferner Glukose, der Zuckerstoff, den das Blut enthält und in geringem Maße Saccharose, der gewöhnliche Haushaltszucker. Für die direkte Energieaufnahme sind frische reife Früchte in rohem Zustand die natürlichste und gesündeste Quelle.

Stärkehaltige Nahrungsmittel wie Getreideprodukte, Gemüse, Kartoffeln und Hülsenfrüchte enthalten sogenannte komplexe Kohlenhydrate. Sie haben die notwendigen Ballaststoffe im Gepäck und werden nur langsam abgebaut, sodass der zuvor beschriebene unstete Zickzackkurs des Blutzuckerspiegels entfällt. Stellen wir unsere Nahrung auf den Verzehr komplexer Kohlenhydrate um, die nicht allein den Energieträger Zucker liefern, sondern den Stoffwechsel darüber hinaus mit wichtigen Mineralstoffen, Vitaminen und Spurenelementen versorgen, steigt der Blutzucker nur langsam an, bleibt relativ lange auf hohem Niveau, und sinkt dann ganz langsam wieder in den unteren Bereich ab. Wenn etwa die Hälfte des täglichen Nahrungsangebotes durch schonend zubereitetes Gemüse und frisches Obst gedeckt wird, sind die Blutzuckerwerte in biologischen Grenzen zu halten, weil sich bei dieser Nahrung keine abrupten Zuckerstösse einstellen. Wer sich so ernährt und dabei auf stärkehaltiges Vollkorngetreide und Kartoffeln sowie Vollkornreis achtet, verfügt über genügend Energie, wann und wo immer diese gebraucht wird. Denken Sie bei zuckersüßen Verlockungen daran, Haushaltszucker kann weder das Aussehen verbessern, noch neues Körpergewebe aufbauen. Zucker dient auch nicht der Gesundheit, sondern macht im Übermaß den gesamten Organismus sauer!

Ein Gramm Kohlenhydrate bietet vier Kilokalorien. Kohlenhydrate werden am besten in komplexer Form aufgenommen. Also Getreide, Gemüse, Kartoffeln und Hülsenfrüchte essen! Die wichtigen Ballaststoffe bieten Vollkornprodukte, Gemüse, Obst und Hülsenfrüchte. Zucker möglichst nur im Nahrungsverbund mit Obst aufnehmen. Komplexe Kohlenhydrate sollten mindestens 60 % der täglichen Nahrungs- bzw. Energiezufuhr ausmachen.

Fett – das richtige muss es sein

Fett in jeder Form ist heutzutage verpönt. Dennoch verdrücken wir reichlich davon, denn Fett schmeckt einfach gut, und der Genuss beim Essen spielt zu Recht eine übergeordnete Rolle. Fette sind sowohl im Pflanzen- als auch im Tierreich hochkonzentrierte Energielieferanten. Sie dienen dem menschlichen Körper als Superkraftstoff und schaffen Grundlagen sowie Reserven für ungezählte Funktionen. Fett dient unter anderem als Kälteschutz und Stoßdämpfer, es erfüllt die Aufgabe der Energiespeicherung für Notzeiten und Krankheitstage. Fettsubstanzen befinden sich in jeder Zellwand und erfüllen dort lebenswichtige Aufgaben. Sie koordinieren die Wirkungsmechanismen von Hormonen und Abwehrzellen des Immunsystems und unterstützen die Verfügbarkeit von Vitaminen. Ohne Fett kann der Organismus die Vitamine A, D und E sowie die Carotinoide aus dem Nahrungsangebot nicht verstoffwechseln.

Was sind Fette?
Fette bestehen aus Glycerin und Fettsäuren. Letztere tragen unterschiedliche Bezeichnungen, da ihre chemischen Strukturen von einander abweichen. Die Anteile und Anordnung von Wasserstoffatomen rechtfertigen diese Unterscheidung. Nach diesem chemischen Aufbau unterscheiden wir drei Gruppen von Fettsäuren:

- Gesättigte Fettsäuren (sie sind tierischen Ursprungs und von fester Konsistenz.)
- Einfach ungesättigte Fettsäuren (Ölsäure im Olivenöl)
- Mehrfach ungesättigte oder hoch ungesättigte Fettsäuren (sie kommen vorwiegend in Pflanzenölen vor.)

Ein wichtiger Ernährungstipp lautet: Verwenden Sie bestes »jungfräuliches« (virgine) Olivenöl und geben Sie dafür getrost ein paar Mark mehr aus. Lassen Sie sich die Butter nicht vom Brot nehmen! Butter gehört zu den natürlichen, leicht verdaulichen, wohlschmeckenden und bekömmlichen Lebensmitteln. Essen Sie Butter möglichst ohne weiteren Belag und geniessen Sie dabei den guten Geschmack. Ein Gramm Fett bietet neun Kilokalorien, und denken Sie daran, dass wir längst nicht jedes Gramm Fett sehen können, das wir mit der Nahrung aufnehmen. Diese versteckten und meistens nicht sehr wertvollen Fette sind in fast allen industriell hergestellten Nahrungsmitteln in unterschiedlichen Mengen zu finden.

> Der tägliche Fettverzehr sollte folgendermaßen aussehen: Jeweils zu einem Drittel gesättigte Fettsäuren (Butter), einfach ungesättigte Fettsäuren (Olivenöl) und mehrfach ungesättigte Fettsäuren (Sonnenblumenöl). Die Gesamtfettzufuhr darf täglich höchstens 25 bis 30 % der gesamten Energieaufnahme betragen.

Die Bedeutung von Mineralstoffen und Spurenelementen

Mineralstoffe und Spurenelemente sind an allen Lebensvorgängen des menschlichen Körpers beteiligt. Es handelt sich um anorganische Elemente, die keine Energie anliefern, und im Körper nicht produziert werden. Da sie jedoch durch Schweiß, Urin und Stuhl ausgeschieden werden, ist es notwendig, sie dem Stoffwechsel mit der täglichen Kost zuzuführen. Zu den Mineralstoffen und Spurenelemten, die für den Menschen als lebensnotwendig, d. h. essentiell angesehen werden, gehören:

Mengenelemente	**Spurenelemente**
Calcium	Arsen
Kalium	Chrom
Magnesium	Eisen
Natrium	Fluor
Chlor	Jod
Phosphor	Kobalt
Schwefel	Kupfer
	Mangan
	Molybdän
	Nickel
	Selen
	Silicium
	Vanadium
	Zink
	Zinn

Mineralstoffe, die in höheren Konzentrationen vorliegen, sind Calcium, Kalium, Natrium, Magnesium, Phosphor, Schwefel und Chlor. Da ihre Konzentration im Organismus mehr als 50 mg/kg Körpergewicht (KG) beträgt, werden sie auch Mengenelemente genannt. Als sogenannte Elektrolyte sind sie für die überwiegende Anzahl von Stoffwechselreaktionen unentbehrlich:

- Sie erhalten den osmotischen Druck in den Körperflüssigkeiten aufrecht.
- Sie sind am Puffersystem des Säure-Basen-Haushaltes beteiligt.
- Sie gewährleisten die elektrische Stabilität der Zellmembranen.
- Sie realisieren die elektrische Reizbildung und Reizbeantwortung.
- Sie regulieren durch Aktivierung oder Hemmung von Enzymen die Stoffwechselabläufe.
- Sie mineralisieren das Skelettsystem und die Zähne.

Die Funktionen von Spurenelementen

Zu den Spurenelementen gehört eine große Zahl metallischer und nichtmetallischer Elemente, die in der Nahrung in sehr geringer Menge vorkommen. Ihre Konzentration im Organismus liegt unter 50 mg/kg Körpergewicht (KG). Ihre biochemische Bedeutung erhalten sie durch das intensive Zusammenwirken mit:

Enzymen: Eisen, Kupfer, Mangan, Molybdän, Selen und Zink
Hormonen: Jod
Vitaminen: Kobalt, Selen

Wie sieht die Aufnahme von Mineralstoffen aus? Ein gesunder Körper besitzt die Fähigkeit, die Mineralstoffkonzentrationen unabhängig von Zufuhr- und Verlustmengen in einem engen Bereich konstant zu halten. Die Empfehlungen für eine optimale Versorgung setzen eine tägliche Einnahme voraus. Die Deutsche Gesellschaft für Ernährung (DGE) hat folgende Mengen zusammengestellt:

Mineralstoffe/ Mengenelemente	**Tägliche Zufuhr für Erwachsene (15 bis 65 Jahre)**
Calcium	800 bis 1200 mg
Kalium	1000 bis 1900 mg
Magnesium	300 bis 400 mg
Natrium	300 bis 550 mg
Chlor	450 bis 830 mg
Phosphor	1200 bis 1600 mg

Spurenelemente	Tägliche Zufuhr für Erwachsene (15 bis 65 Jahre)
Eisen	10 bis 15 mg
Chrom	50 bis 200 µg (Mikrogramm)
Fluor	1,5 bis 4,0 mg
Jod	180 bis 200 µg
Kupfer	1,5 bis 3,0 mg
Mangan	2,0 bis 5,0 mg
Molybdän	75 bis 250 µg
Selen	20 bis 100 µg
Zink	12 bis 15 mg

Wann ist der Mengen- und Spurenelementebedarf erhöht?

Ein besonderer Bedarf betrifft folgende Bevölkerungsgruppen sowie bestimmte Lebenssituationen:

- Schwangere und Stillende
- ältere Menschen (bei abnehmendem Bedarf an energiereichen Hauptnährstoffen sollte trotzdem ein konstantes Angebot von Mengen- und Spurenelementen gewährleistet sein)
- Sportler
- Schwerarbeiter
- bei Diät- und Fastenkuren
- bei einseitiger Ernährung und/oder Fehlernährung
- bei Frühjahrsmüdigkeit und Wetterfühligkeit
- bei Rekonvaleszenz nach überstandenen Krankheiten
- bei Diabetes mellitus
- bei der Behandlung von Sodbrennen

> Für alle lebenswichtigen Mengen- und Spurenelemente gilt, dass eine länger anhaltende Unterversorgung zu Mangelerscheinungen führt. Aber bei einigen wenigen Substanzen kann ein Überangebot auch bestimmte Krankheitsbilder ungünstig beeinflussen.

Die wichtigsten basenbildenden Mineralstoffe

Wir sollten uns nichts vormachen: Von Vitaminen verstehen wir mittlerweile eine ganze Menge, doch die wichtigen Mineralstoffe und hier insbesondere die Spurenelemente führen dagegen ein Schattendasein. Dabei sind sie als Regler- und Steuerungssubstanzen für körperliche und geistige Abläufe ebenso wichtig. Die Makro- und Mikronährstoffe als Mengen- und Spurenelemente balancieren den Wasserhaushalt und das Säure-Basen-Gleichgewicht des Organismus aus.

Calcium

Unsere Wohlstandsnahrung bietet nicht viel Calcium, es sei denn, wir halten uns an den verlässlichsten Calcium-Spender – die Milch. Davon müssten wir jedoch täglich drei bis vier große Gläser trinken, um etwa 800 bis 900 Milligramm des Mineralstoffes aufzunehmen, die ein Erwachsener mindestens benötigt. Von dieser durchschnittlichen Bedarfsgröße gibt es Abweichungen. Jugendliche unter 18 Jahren brauchen wegen des Knochenwachstums 1200 Milligramm, Schwangere und Stillende 1200 bis 1600 Milligramm und Frauen nach der Menopause 1500 Milligramm Calcium pro Tag. Für Hobby- und Ausdauersportler gilt, dass schweisstreibende Tätigkeiten zu so starken Calciumverlusten führen, dass 2500 Milligramm am Tag notwendig sind, um diese Verluste auszugleichen.

Süßigkeiten, Weißmehlprodukte und zuckersüße Limonaden erschweren die ohnehin viel zu geringe Calciumaufnahme ebenso wie phosphorhaltige Fertiggerichte, Käsesorten, Aufschnitt und colahaltige Getränke.
Bei Calcium-Unterversorgung steht das körpereigene Mineral in Mengen von 1 bis 1,5 Kilogramm jederzeit und leicht abrufbar zur Verfügung, um den Blutcalciumspiegel auf seinem biologisch ausgeglichenen Niveau zu halten. 95 bis 98 % dieses Calciumbestandes sind im Skelettsystem gebunden und sorgen dort mit anderen Mineralien für Festigkeit, Struktur und Elastizität der 206 großen und kleinen Knochen.

Eine Calcium-Unterversorgung führt zu nervösen Spannungen. Die natürliche Voraussetzung für Gelassenheit und Heiterkeit geht unter Calciumdefiziten rasch verloren, Einschlaf- und Durchschlafschwierigkeiten stellen sich ein, und das gesamte Nervensystem läuft aus dem Ruder. Merke: Wenn Nierensteine vorliegen, sollte unbedingt mit dem Hausarzt über die Calciumversorgung gesprochen werden. Ansonsten bietet sich Tag für Tag ein halber Liter Milch an, der in Form von Buttermilch, Kefir und fettreduzierter Frischmilch getrunken werden sollte. Quark, Joghurt und Käse (Hartkäse) füllen die Calciumspeicher auf. Verzichten Sie weitgehend auf die leeren Kohlenhydrate ohne entsprechende Nährstoffdichte und industriell gefertigte Lebensmittel, die viel zu viel Phosphor enthalten. Die vorwiegend säurehaltigen Stoffwechselprodukte verbinden sich mit Calcium und lagern sich ab, sodass sie für die Calciumversorgung nicht mehr zur Verfügung stehen können.

Bedeutung für den Organismus:
- Bestandteil von Knochen und Zähnen
- Enzymaktivator
- neuromuskuläre Erregbarkeit
- Durchlässigkeit von Zellmembranen
- Blutgerinnung
- Basenbildner

Mangelerscheinungen:
- Entmineralisierung des Skeletts
- Neigung zu Knochenbrüchen
- Vitamin-D-Mangel
- Muskelkrämpfe
- Müdigkeit
- Übersäuerung

Kalium

Kalium reguliert im Verbund mit seinem direkten Gegenspieler, dem Natrium, unseren Flüssigkeitshaushalt. Dabei steht das Natrium für die Einlagerung von Wasser und Kalium für die ordnungsgemäße Ausscheidung. Im Normalfall halten beide Elemente die Körperflüssigkeiten auf einem ausgeglichenem Niveau, sodass die osmotischen Druckverhältnisse im Inneren und an jeder Körperzelle stimmig bleiben. Verschiebungen zugunsten der Wassereinlagerung in den Geweben werden durch den landesüblichen Kochsalzüberschuss in der Nahrung hervorgerufen. Bei diesem Ungleichgewicht setzt sich ein Teufelskreis in Gang:

Mit dem Urin wird gleichzeitg verstärkt Kalium ausgeschieden, und die körpereigene Balance gerät mehr oder minder aus den Fugen. Über den Schweiß bei körperlicher Anstrengung, sportlichem Training und unter Stressbelastungen können von etwa 250 Gramm körpereigenem Kalium bis zu 30 Milligramm Kalium pro Liter ausgeschwemmt werden, die den wichtigen Status quo in Bedrängnis bringen. Den körpereigenen Mechanismus, je mehr Kochsalz, desto weniger Kalium, muss ein jeder um seine Gesundheit bemühte Mensch begreifen. Kaliummangel kann verheerende Folgen haben. Dazu zählen Herzfunktionsstörungen, Komplikationen der Darm- und Blasentätigkeit, bedrohlicher Abfall des Blutzuckerwertes und vollkommene Erschöpfung. Außerdem ist bei einer Kalium-Unterversorgung die schlanke Linie in Gefahr, da unnötige Wasseransammlungen das Körpergewicht anheben. Naturbelassene Lebensmittel sind in diesem Fall die gesunde und nebenwirkungsfreie Alternative zu entwässernden Medikamenten. Sie bergen das Risiko, neben anderen lebenswichtigen Mineralstoffen, auch das ohnehin geringfügig vorhandene Kalium aus dem Körper zu leiten. Gemüse, Salate und Obst, Vollkornerzeugnisse, Kartoffeln und Vollreis, insbesondere Sojaprodukte und Hülsenfrüchte, etwa weiße Bohnen, bieten Kalium an. Schränken Sie Ihren Kochsalzverbrauch auf fünf Gramm pro Tag ein, und essen Sie kaliumreiche, vollwertige Kost, um mit ausgewogenen Flüssigkeitsverhältnissen die biologische Balance zu stabilisieren und gleichermaßen das Säure-Basen-Gleichgewicht im Lot zu halten.

Eine Zufuhr von drei Gramm Kalium pro Tag gilt als Richtwert. Da der Bedarf stets in enger Abhängigkeit vom jeweiligen Kochsalzangebot steht, kann er schwanken. Körperlich arbeitende Menschen, insbesondere aber Ausdauersportler benötigen drei bis sechs Gramm Kalium am Tag, weil mit dem Schweiß größere Verluste entstehen, die dann natürlich ersetzt werden müssen.

Bedeutung für den Organismus:
- Kohlenhydrat- und Wasserspeicherung
- Enzymaktivator
- Muskelfunktion
- Basenbildner

Mangelerscheinungen:
- Energie- und Flüssigkeitsmangel
- Herzrhythmusstörungen
- Muskelschwäche
- Übersäuerung
- Erbrechen
- Diarrhoe
- Nierenfunktionsstörungen

Magnesium

Der Mineralstoff Magnesium wird zu Recht als Puffer gegen den überall lauernden Stress und natürliche Beruhigung des Nervensystems verstanden. Wäre Magnesium nicht seit Jahrtausenden ein bewährter Bestandteil menschlicher Nahrung, müsste es für die Gehetzten und Gestressten unserer Tage erfunden werden! Das Hochleistungselement Magnesium wirkt als Startersubstanz für rund 320 stoffwechselaktive Enzyme. Diese koordinieren die Eiweißsynthese und den Aufbau von Antikörpern für das Abwehrsystem. Sie spielen ihre Steuerungsfunktionen in der Energieproduktion des Körpers auf der Basis von Fetten und Kohlenhydraten aus. Das bedeutet, bei einer Unterversorgung mit Magnesium läuft die Bereitstellung von Energie auf Sparflamme. Für jede Muskelkontraktion und jeden Herzschlag – das Herz ist bekanntlich auch ein Muskel – sowie für jeden Nervenimpuls muss unbedingt Magnesium bereitstehen.

Nach und während körperlicher Anstrengung können bei mangelhafter Magnesiumzufuhr Muskel- und Wadenkrämpfe auftreten. Hochleistungssportler müssen mit schmerzverzerrtem Gesicht das Match oder den Wettkampf abbrechen. Für uns Normalverbraucher gilt, Magnesiummangel raubt uns den Schlaf oder zwingt unvermittelt während des Gehens zum Stehenbleiben. Neben körperlichen Ausfallerscheinungen weist das Gehirn bei Magnesiumunterversorgung veränderte elektrische Strömungsverläufe auf. Die Menschen werden depressiv und leicht reizbar, bei hohem Magnesiummangel desorientiert und verwirrt.

Eine Magnesiumunterversorgung ist klinisch schwer festzustellen, weil sich der Mineralstoff hauptsächlich im Inneren der Zellen befindet und daher der Blutplasmawert kaum Aussagekraft besitzt. Die Messung des Magnesiumbestandes im Körper ist nicht nur aufwendig, sondern teuer. Ärzte und Patienten müssen bedenken, dass Antibiotika, blutdrucksenkende, wasserausscheidende und verdauungsfördernde Präparate eine Magnesiumunterversorgung weiter verschärfen. Da die ausgelaugten und überdüngten Böden kaum noch Magnesium an die Pflanzen abgeben und diese wiederum für ihre eigene Entsäuerung mehr Mineralstoffe benötigen, ist auch das Angebot in der weitgehend naturbelassenen Kost dürftig. Diätkuren und kaloriengebremste Nahrung reduzieren die Magnesiumversorgung auf ein Minimum. Nach US-Untersuchungen enthält eine 1000-Kalorien-Diät im Durchnitt weniger als 100 Milligramm Magnesium! Der minimale Bedarf wird mit etwa 400 Milligramm pro Tag gedeckt. Körperlich aktive und sportliche Menschen benötigen etwa 600 Milligramm täglich. Merke: Das Magnesiumangebot steht in direktem Bezug zur Calciumversorgung. Eine physiologische Ausgewogenheit ergibt sich aus einem Anteilverhältnis von 3:1, d. h., 1,5 Gramm Calcium erfordern als Gegenwert 0,5 Gramm Magnesium. Beide Mineralstoffe balancieren Stressbelastungen aus, sie bremsen die Zellalterung, stützen das Immunsystem und verhindern weitgehend das Enstehen psychophysischer Krankheiten. Der Mineralstoff Magnesium ist Bestandteil des grünen Pflanzenfarbstoffes Chlorophyll. Essen Sie deshalb täglich frisches grünes Gemüse und Salate. Eine Nahrungsergänzung von 400 mg täglich wird empfohlen.

Bedeutung für den Organismus:

- Enzymaktivator (mehr als 300 Enzyme)
- Nerven- und Muskelfunktion
- Calcium-Antagonist
- Hemmung der Transmitterfreisetzung (Adrenalin / Noradrenalin)
- Basenbildner

Mangelerscheinungen:

- Muskelkrämpfe
- Migräne
- Herzrhythmusstörungen
- Angina pectoris
- Blutdruckerhöhung
- Prämenstruelles Syndrom
- Übersäuerung

Natriumchlorid (Kochsalz)

Ein Salzhering enthält bereits mehr als die empfehlenswerte Tagungsrationen eines Erwachsenen, nämlich sechs Gramm Natriumchlorid, und 100 Gramm roher Schinken liefern etwa die Hälfte. Unser Kochsalz, das gebräuchlichste Gewürz in der deutschen Küche, besteht aus den Elementen Natrium und Chlor, die für den biologischen (osmotischen) Zelldruck und die Nervenimpulse unentbehrlich sind. Weil das so wichtig ist, darf das Kochsalz nicht verdammt werden. Es geht vielmehr darum, seine physiologische Wertigkeit zu erkennen, aber das übliche Maß des Kochsalzkonsums unbedingt zu mindern.

Der menschliche Organismus ist auf Kochsalz angewiesen, aber keineswegs in der durchschnittlichen Menge von 10 bis 15 Gramm, die laut Statistik täglich pro Kopf verzehrt werden. So überschwemmen wir uns förmlich mit Natriumchlorid und bemerken es kaum, denn nahezu alle industriell bearbeiteten und vorgefertigten Nahrungsmittel enthalten Natriumchlorid zumeist in nicht deklarierter Menge. Da hilft eine Umstellung auf naturbelassene Nahrungsmittel, die Zubereitung der Mahlzeiten am eigenen Herd, aber vor allen Dingen das Würzen mit frischen, getrockneten oder tiefgefrorenen Kräutern. Wir müssen mehr Phantasie entwickeln und die Fülle exotischer und einheimischer Gewürze ausprobieren. Sie eröffnen uns vollkommen neue, zuweilen hinreißende Geschmackserlebnisse, die mit dem mehr oder minder einfallslos verwendeten Kochsalz mächtig konkurrieren. Merke: Bei normaler Tätigkeit und gemäßigten Temperaturen in Mitteleuropa sind etwa fünf Gramm Kochsalz pro Tag völlig ausreichend. Sportlich Aktive und Menschen, die aus welchen Gründen auch immer, kräftig schwitzen (z. B. im Urlaub in tropischen Ländern), benötigen mehr Salz! Der Bedarf kann unter Umständen auf 20 bis 25 Gramm pro Tag ansteigen. Wer so viel Kochsalz aufnimmt, muss allerdings reichlich trinken! Kaliumreiche Gemüse- und Obstsäfte, mit Mineralwasser gemischt, der Verzehr von Gemüse und Salaten und außerdem die Einnahme eines basenhaltigen Mineralstoff-Präparats halten die notwendige Balance im Organismus aufrecht, indem jede Zelle erhält, was sie benötigt.

Bedeutung für den Organismus:
- Aufnahme von Wasser und Kohlenhydraten
- Muskelfunktion
- Basenbildner

Mangelerscheinungen:
- Belastung des Herz-Kreislauf-Systems und der Nieren bei eingeschränkter Organfunktion
- Übersäuerung

Die wichtigsten basenbildenden Spurenelemente

Bislang hat die Forschung 14 essentielle (lebenswichtige) Spurenelemente ermittelt, jedoch noch längst nicht alle Wirkungsbereiche so umfassend abgeklärt, dass im weitesten Sinne von Vollständigkeit die Rede sein kann. Aus diesem Grunde soll auch nur auf jene Spurenelemente zurückgegriffen werden, die nach neuen Erkenntnissen im Dienst der Säure-Basen-Balance stehen und dort tatsächlich für eines sorgen: kleine Ursache – große Wirkung.

Chrom

Wer verbindet schon den Begriff Chrom mit einem Nährstoff? Viel eher sind da Assoziationen mit Wasserhähnen, Autozubehör und Küchengeschirr zu erwarten. Das metallische Mikroelement Chrom nehmen wir in winzigen Spuren mit Weizenvollkornprodukten, Schalentieren, Pilzen, Bierhefe und Pfeffer auf. Wieviel allerdings in den genannten Nahrungsmitteln vorhanden ist, darüber gibt es keine verlässlichen Angaben. Chrom spielt im Zuckerstoffwechsel eine derart herausragende Rolle, dass Chrommangel eine durchaus denkbare Ursache für das Volksleiden Diabetes und die verbreitete Glukoseintoleranz sein könnte. Chrom ist an der Bildung des sogenannten Glukose-Toleranz-Faktor (GTF) beteiligt und es scheint, dass ohne Chrom der Insulinhaushalt ganz empfindlich gestört ist. Im Übrigen bedeutet Glukosetoleranz, dass die zugeführten Mengen an Zucker und Stärke derart verstoffwechselt werden, dass keine Entgleisungen der Blut- und Harnzuckerwerte vorkommen. Chrom bewirkt, dass

Glukose, also Traubenzucker, in die Zellen gelangen kann, und sorgt für den Ausgleich zwischen den beiden Extremen Über- und Unterzuckerung. Die Aufnahme, der Ab-, Um- und Aufbau der energiespendenden Kohlenhydrate stehen unter der Kontrolle der Bauchspeicheldrüse, mit Hilfe des Hormons Insulin. Nach US-Untersuchungen verbessert die Gabe von 50 bis 200 Milligramm Chrom am Tag die Glukosetoleranz deutlich. Es bietet sich die Perspektive an, vorsorgend dem Altersdiabetes zu begegnen und gleichzeitig auf die häufigen Unterzuckerungszustände eine Antwort zu haben. Sie gehen mit Schwäche, Zittrigkeit, Desorientiertheit bis zum Gedächtnisverlust einher. Offensichtlich bestehen zwischen Chrom und der Minderung überhöhter Cholesterin- und Blutfettwerte Gemeinsamkeiten. Chrom kann auch in diesem sensiblen Bereich eine notwendige Balance herbeiführen. Im Verbund mit den anderen basenbildenden Spurenelementen wirkt es aktiv gegen Übersäuerung.

Bedeutung für den Organismus:
- Bestandteil des Glukose-Toleranz-Faktors (GTF)
- Balancefaktor zwischen Über- und Unterzuckerung
- Basenbildner

Mangelerscheinungen:
- Unwirksamkeit des Insulins
- Zuckerunverträglichkeit
- Altersdiabetes
- Übersäuerung

Eisen

Der »Eisenbestand« eines Erwachsenen von 415 Gramm ist zu 70 % im roten Farbstoff des Blutes enthalten. Er übt eine Schlüsselfunktion im Rahmen des entscheidenden Sauerstofftransportes in jede der 60 bis 100 Billionen Körperzellen aus. Wir Menschen leben vom Sauerstoff. Er ist im wahrsten Sinne des Wortes unser Überlebensmittel Nummer eins, und Eisen stellt ohne Frage die zentrale Schaltstelle der bedarfsgerechten Sauerstoffversorgung unseres Organismus dar. Die Folge von Eisendefiziten heisst Eisenmangelanämie mit unterschiedlich schweren Verlaufsformen. Weltweit sind mehr als eine Milliarde Menschen von ihr betroffen. Das kostbare Spurenelement Eisen reduziert sich in dem Maße, in dem Blut verloren geht. Und Eisenverluste sind sehr schwer zu ersetzen, da sich das Spurenelement durch eine komplizierte Bio-Verfügbarkeit auszeichnet. Zudem setzen Schwermetallbelastungen in der Luft und der Nahrung die Bio-Verfügbarkeit von Eisen ständig herab. Nach neuen Erhebungen nehmen wir mit der Nahrung täglich 30 Mikrogramm Cadmium auf. Da kann auch die Nachricht, dass die Bleikontaminationen stagnieren oder leicht rückläufig sind, nur wenig trösten.

Jeder Energieumsatz in den Körperzellen ist an Eisen gekoppelt, d. h., fehlt Eisen, dann verläuft die Energiegewinnung nur mit angezogener Handbremse. Diese Tatsache wiegt doppelt schwer, weil Hochrechnungen besagen, dass hierzulande jede zweite Frau zwischen 15 und 50 Jahren Eisendefizite aufweist. Der durchschnittliche Eisenbedarf steigt während der Menses und der Schwangerschaft sowie in der Stillzeit an. Ebenfalls benötigen Kinder und Jugendliche zum Heranwachsen viel Energie und deshalb muss die Eisenversorgung gewährleistet sein. Für Ausdauersportler gilt, der durchschnittliche Eisenbedarf kann sich zeitweilig mehr als verdoppeln. Selten ist dem sportlich Aktiven klar, dass er mit dem Trainingsschweiß auch Eisen verliert. Zu weiteren Verlusten kommt es über die Ausscheidungstätigkeit von Nieren und Darm.

Der Eisenbedarf des Erwachsenen liegt zwischen 12 und 18 Milligramm am Tag. Junge Frauen, Schwangere und stillende Mütter sowie Freizeit- und Ausdauersportler benötigen Zulagen bis zu 10 Milligramm täglich. Verzichten Sie in der aktiven Vorbeugung gegen Eisenmangel auf Weißmehlprodukte und gezuckerte Nahrungsmittel in jeder Form. Steigen Sie auf Vollkorngetreide, Weizenkeime, schonend zubereitetes grünes Gemüse, frische Blattsalate, mageres Muskelfleisch und Milchprodukte um. Trinken Sie Frischmilch, so wird der darin enthaltene Milchzucker mit Hilfe der Darmbakterien zu Milchsäure umgewandelt und die Eisenresorption durch die Darmwand erleichtert. Eine optimale Vitamin-C-Versorgung hebt die Bioverfügbarkeit des Eisenangebotes deutlich an.

Eisenpräparate oder Nahrungsergänzungsmittel, die Eisen enhalten, sollten nicht gleichzeitig mit schwarzem Tee eingenommen werden, weil dessen Inhaltsstoff Tannin die Aufnahme blockiert. Bei streng vegetarischer Ernährung, wenn also auf Milch, Ei, Käse und Fisch verzichtet wird, sollte regelmäßig das Blut untersucht werden, um einer Eisenmangelanämie rechtzeitig vorzubeugen.

Bedeutung für den Organismus:
- Sauerstofftransport im Blut
- Bestandteil von Hämoglobin, Myoglobin und zahlreichen Enzymen
- Basenbildner

Mangelerscheinungen:
- Anämie
- verminderte Belastbarkeit
- verschlechtertes Allgemeinbefinden
- Übersäuerung

Jod

Zu den essentiellen Spurenelementen zählt auch das Jod, denn es hält die biologischen Funktionen der Schilddrüse aufrecht, die im Stoffwechselgeschehen eine ganz besondere Rolle spielt. Mit einem deutlichen Nord-Süd-Gefälle fehlt uns Deutschen lebenswichtiges Jod, das nur im Meer und vielleicht noch in küstennahen Böden und der dortigen Luft enthalten ist. Natürliche Quellen für die Jodaufnahme sind daher Salzwasserfische. Wer seinen Jodbedarf auch nur annähernd decken möchte, sollte zweimal pro Woche eine große Portion Rotbarsch, Kabeljau oder Schellfisch essen. Besteht keine Möglichkeit, diesem Rat zu folgen, weil man Fisch einfach nicht mag, nicht fangfrisch erhält oder eine Eiweißallergie hat, sollte unbedingt jodiertes Speisesalz verwendet werden. Wird außerhalb des Hauses gegessen, ist die Verwendung von Jodsalz nicht immer gewährleistet. Erst wenn dies für Kantinen, Krankenhäuser und Restaurants sowie die lebensmittelherstellende Industrie zur Selbstverständlichkeit geworden ist, wäre eine der überflüssigsten Krankheiten, der Kropf, zu vermeiden. Jodmangel senkt das gesamte Leistungsvermögen des Organismus deutlich ab und fährt ihn zunehmend auf Sparflamme.

Die Hormonausschüttung der Schilddrüse von weniger als einem Tausendstel Gramm pro Tag entscheidet über geistige Beweglichkeit, körperlichen Schwung, Unternehmungslust und seelisches Gleichgewicht. Zur Produktion dieser winzigen Menge von Schilddrüsenhormonen benötigt der »Blasebalg« unserer Stoffwechselaktivitäten etwa 100 bis 150 Mikrogramm Jod am Tag. Zulagen von etwa 100 bis 150 Mikrogramm sind für Heranwachsende, schwangere Frauen, stillende Mütter und Ausdauersportler von so elementarer Tragweite wie die Zündkerzen für das Auto. Die Weltgesundheitsorganisation WHO empfiehlt je nach Alter und Lebenssituation zwischen 100 bis 300 Mikrogramm Jod am Tag.

Wenn Sie Knoten oder eine Verhärtung im vorderen Halsbereich, Schluck- und Atembeschwerden oder längerfristige Heiserkeit verspüren, gehen Sie unverzüglich zum Arzt. Häufiges Frieren, unerklärliche Gewichtszunahme, Antriebsschwäche und Müdigkeit, depressive Verstimmungen und niedriger Blutdruck können Hinweise dafür sein, dass die Schilddrüse dringend nach Jod verlangt.

Es ist an der Zeit, dass wir diesem Problem endlich zu Leibe rücken. Andere europäische Länder und auch die USA kennen keine Kropfoperationen, die allein in Deutschland pro Jahr noch mehr als zwei Milliarden Mark verschlingen. In entsprechenden Basenpräparaten ist meistens so viel Jod enthalten, dass die Versorgung in das notwendige Gleichgewicht gelangt und mit der Ausgewogenheit des Säure-Basen-Haushaltes zu mehr Lebensfreude und Gesundheit führt.

Bedeutung für den Organismus:
- Bestandteil des Schilddrüsenhormons Thyroxin
- Basenbildner

Mangelerscheinungen:
- Kropfbildung
- Entwicklungsstörungen bei Föten während der Schwangerschaft
- Übersäuerung

Kupfer

Das Spurenelement Kupfer ist unverzichtbar, um das Eisenangebot aus der Nahrung in den sauerstoffübertragenden Blutfarbstoff Hämoglobin umzuwandeln. Außerdem ist Kupfer für den Aufbau von Enzymen im Fett- und Kohlenhydratstoffwechsel wichtig und entwickelt zudem eine entzündungshemmende Komponente. Dies gilt insbesondere für die chronische Polyarthritis. Die Krankengeschichten der Betroffenen weisen häufig auf überstandene Infektionsleiden hin, die an der Gelenkinnenhaut feststellbar sind. Der Organismus produziert Antikörper, die auch dann noch wirksam sind, wenn die entsprechende Erkrankung abgeklungen ist. Hier richtet sich der Organismus gegen sich selbst, und wir sprechen deshalb von einer Autoimmunerkrankung. Klinische Therapieansätze in der Basisbehandlung von Polyarthritis befassten sich mit den Abweichungen im Spurenelementhaushalt, der sich duch die Verminderung von Kupfer, Zink und Eisen im Knochengewebe zeigt. Eigentlich dürfte dieser Tatbestand nicht besonders verwundern, denn Erfahrungswerte zeigen deutlich, dass durch akute und chronische Entzündungen die Zink- und Kupferdepots des Körpers entleert werden. Auf dieser Grundlage wurde Kupfer auch in der Krebsbehandlung eingesetzt, zumal das Krebsgeschehen häufig mit dem Erstickungstod von Zellen und Gewebe verglichen wird. Durch Kupfer wird die Zellatmung aktiviert, die Stoffwechselabläufe erfolgen zügiger und gleichzeitig wird die Entschlackung belebt.

Grüne Blattgemüse, Schalentiere, Kakao und auch Innereien bieten Kupfer an. Da letztere einen sehr hohen Cholesterinanteil haben und wegen ihrer Schwermetallbelastung nur noch selten gegessen werden sollten, bleiben Blattgemüse eine gute Kupferquelle.
Das Trinkwasser ist ein bevorzugter Kupferlieferant, wenn es nicht durch Blei- sondern durch Kupferrohre geleitet wird. Die Grenzen zwischen guter Versorgung und Überdosierung sind allerdings fließend, und wieder einmal müssen wir uns mit einer Weisheit im Gesundheitsgeschehen auseinandersetzen: Die Menge macht das Gift.

Mit der Umstellung auf basenreiche Kost, insbesondere auf grüne Blattgemüse sollte der Kupferbedarf eines gesundenen Erwachsenen gedeckt sein. Für die Therapie von Erkrankungen (z. B. einer Anämie) stehen spezielle Präparate zur Verfügung. Basische Verbindungen zur Regulation des Säure-Basen-Gleichgewichtes bieten auch Kupfer an, sodass hier für die Vorbeugung gesorgt wird.

Achtung: Höhere Kupferkonzentrationen sind toxisch!

Bedeutung für den Organismus:
- zentraler Bestandteil vieler Enzyme
- Beteiligung am Energie- und Aminosäurestoffwechsel
- Eisenverwertung
- notwendig für Pigmentierung, Zellwachstum und Reproduktion
- Basenbildner

Mangelerscheinungen:
- verminderte Belastbarkeit von Sehnen, Knochen und Muskeln
- Übersäuerung

Mangan

Wenn das Vieh auf überdüngten Weiden grast, dann können Wachstumsverzögerungen, Entkalkung und Deformation der Knochen sowie Veränderungen der Geschlechtsorgane die Folge sein. Die Ursache wird mit Manganmangel beschrieben, denn der Nachwuchs von Muttertieren entwickelt bei einer Unterversorgung an Mangan Krankheitsbilder, die beim Menschen als schwere Muskelschwäche auftreten. Das Spurenelement ist für gesunde und funktionsfähige Muskeln unerlässlich und ebenso für die Entsorgung von Stoffwechselendprodukten aus der Muskulatur unverzichtbar (für Ausdauersportler besonders wichtig). Ebenso ist Mangan für die enzymatische Steuerung der Eiweißsynthese sowie des Fett- und Kohlenhydratstoffwechsels erforderlich. Menschen mit eingeschränkter Glukosetoleranz (siehe Chrom) leiden vielleicht auch an einer Unterversorgung an Mangan. Nach Experteneinschätzung nimmt ein Erwachsener hierzulande durch gemischte Kost drei bis fünf Milligramm Mangan auf. Die landesübliche Nahrung ist aber bekanntlich reich an Phosphor, und beim Verzehr von Fertiggerichten, Wurstwaren und Schmelzkäse oder dem Genuss colahaltiger Getränke ist die Manganaufnahme erschwert. Da diese Kost bis zu 50 % aus Fetten besteht und außerdem Weißmehlprodukte und Zuckersüßes Vorfahrt genießen, ist völlig unklar, woher das Mangan überhaupt kommen soll. Frische grüne Blattgemüse, Rote Bete, Hülsenfrüchte, frisches Vollkorngetreide und Weizenkeime, Nüsse und Kleie gelten als Manganlieferanten. Niemand weiß jedoch genau, wieviel Mangan diese Nahrungsmittel aus den Böden aufnehmen können. Nahrungsmittel tierischen Ursprungs enthalten selbst bei guten Bodenverhältnissen kein Mangan!

Neben der Enzymbildung für verschiedene Stoffwechseltätigkeiten und im Hinblick auf die Muskelgesundheit trägt Mangan dazu bei, ungeborenes Leben vor Erbschäden zu bewahren und das hormonelle Gleichgewicht der Mutter aufrechtzuerhalten. Mangan und Zink ergänzen sich dabei.

Wer reichlich Fleisch bzw. Fleischprodukte zu sich nimmt, benötigt mehr Mangan. Hierzulande ist der Tagesbedarf nicht genau bekannt. In den USA werden neben der Umstellung auf vollwertige Kost 50 Mikrogramm Mangan pro Tag zur Nahrungsergänzung empfohlen.

Bedeutung für den Organismus:
- zentraler Bestandteil vieler Enzyme
- Beteiligung an der Knochen- und Knorpelbildung
- Beteiligung am Kohlenhydrat- und Fettstoffwechsel
- Basenbildner

Mangelerscheinungen:
- Knochendeformation
- Gerinnungsstörungen
- Störungen des Kohlenhydrat- und Fettstoffwechsels
- verminderte Antioxidanskapazität
- Übersäuerung

Molybdän

Überhöhte Harnsäurespiegel sind keineswegs der älteren Generation vorbehalten, sondern auch ein Wohlstandsleiden jüngerer Jahrgänge. Durch überhöhte Eiweißangebote und regelmäßigen Alkoholgenuss entstehen Ablagerungen von harnsauren Salzen. Sie lagern vorwiegend in Gelenkkapseln und Knorpeln sowie Schleimbeuteln und führen letztendlich zu schmerzhafter Gicht. Zum Krankheitsbild gehören Gichtknoten in den Zehen- und Fingergelenken, die sich auch in den Ohrknorpeln befinden können.

Das Spurenelement Molybdän ist ein wichtiger Regulator des Purinstoffwechsels und begünstigt die Ausscheidungs- und Entgiftungsarbeit der Nieren. Zur Vorbeugung der Gicht und ihrer Folgeerscheinungen ist der Verzehr molybdänhaltiger Nahrungsmittel wichtig. Dazu zählen dunkelgrüne Blattgemüse und frische Vollkornerzeugnisse. Außerdem ist die Einschränkung des Fleischangebotes und Alkoholkonsums unumgänglich. Die Gicht war in den Hungerjahren nach dem zweiten Weltkrieg zu einer exotischen Erkrankung geworden, weil notgedrungen Kartoffeln, Gemüse, Hülsenfrüchte und kräftiges Vollkornbrot auf dem Speisezettel standen. Hülsenfrüchte gelten als die besten Molybdänlieferanten.

Wahrscheinlich ist Molybdän auch ein Gegenspieler der Karies, denn das Spurenelement ist dabei behilflich, Fluor in den Zahnschmelz einzulagern. Der Mindestbedarf an Molybdän scheint bei 120 Milligramm am Tag zu liegen. Basenpräparate bieten neben anderen Spurenelementen den Mikronährstoff an, sodass eine Unterversorgung auszuschließen ist.

Bedeutung für den Organismus:

- zentraler Bestandteil vieler Enzyme
- Beteiligung am Harnstoffwechsel
- Basenbildner

Mangelerscheinungen:

- verminderte Stoffwechselbelastbarkeit und Entgiftung
- Übersäuerung

Selen

Bis zum Jahre 1970 wurde das Spurenelement Selen in den USA als »vielleicht« wichtiger Nährstoff eingestuft. Das änderte sich schlagartig, als man erkannte, dass zahlreiche Enzymsysteme, die normalen Herzfunktionen und jede einzelne Körperzelle von Selen abhängig sind. Bis zum heutigen Tage wird von manchen Gesundheitsbehörden hierzulande noch immer vor Selen gewarnt, da nicht seine positiven, sondern vielmehr seine negativen bekannt sind. Hohe Dosierungen von Selen sind toxisch. Allerdings besteht kaum Grund zur Annahme, dass zu viel Selen im Essen auf dem Teller liegen könnte. Deutschland ist ebenso ein Jod- wie ein Selenmangelgebiet, und wir nehmen höchstens ein Viertel der empfohlenen Selenmenge pro Tag auf. Dabei besitzt das Selen die Fähigkeit, jede Zelle vor Einflüssen zu bewahren, die Zivilisationserkrankungen hervorrufen können. Es handelt sich dabei um Krebs, vorgezogene Alterungsprozesse und rheumatische Leiden sowie um Herz-Kreislauf-Krankheiten, die von aggressiven Sauerstoffradikalen beschleunigt werden, weil sie im Zellhaushalt zu Abbauprozessen führen. Selen gehört zu den wasserlöslichen Antioxidantien und hat den Vorteil, viel aktiver zu sein als Vitamin E, da es unverzüglich an den Ort des Geschehens in und an den gefährdeten Zellwänden gelangt. Das fettlösliche Vitamin E ist dagegen behäbiger und kommt sehr viel langsamer voran. Aus diesem Grunde ist das Spurenelement Selen ein hochwirksamer antioxidativer Mikronährstoff, der im Kreis der Vitamine C, E und den Carotinoiden seinen festen Platz bekommen sollte. Der Schutzeffekt von Vitamin E und Selen ist übrigens im Bauplan der Natur vorgegeben. Beide haben ihre Basis in Keimen und Samenkörnern. Seit uns die hoch ausgemahlenen Weißmehle quasi als leere Kohlenhydrate zur Verfügung stehen, ist diese biologisch sinnvolle Allianz für unsere Gesundheit allerdings kaum noch vorzufinden. Mittlerweile hat sich nun herumgesprochen, wie wertvoll das volle Korn für die menschliche Ernährung ist. Heute muss man deshalb fragen, wieviel Selen die verbrauchten und ausgelaugten Böden noch enthalten, zumal der saure Regen ein übriges tut. Sein hoher Schwefelgehalt wirkt als direkter Gegenspieler des spärlich Selenanteils in der Ackerkrume. So haben die Pflanzen kaum eine Chance, Selenanteile anzubieten. Die Japaner als Weltmeister im Fischverzehr verspeisen pro Kopf und Jahr 67 Kilogramm Meeresfrüchte und das bedeutet, die Krebshäufigkeit in Japan ist deutlich geringer als in den USA und Europa. US-Studien ergaben, dass die Anhebung des Selenangebotes mit einer deutlichen Verringerung von Brust-, Dick- und Enddarmkrebs, Magen-, Prostata- und Leberkrebserkrankungen einhergeht. Was können wir vorsorglich tun, um eine verlässliche Menge des Spurenelementes aufzunehmen? Wir können Fisch essen und hoffen, dass er Selen enthält. Außerdem sind in der Apotheke auch ganz gezielt zusammengesetzte Präparate erhältlich, die mit den Vitaminen C und E sowie Beta-Carotin, und auch Selen angereichert sind. Produkte zur gezielten Entsäuerung – also Basenpulver – bieten ebenso Selen in einer vernünftigen Dosierung an.

Zu Zeiten, als Deutschland Weizen aus den USA importierte, konnten etwa sechs Scheiben des daraus hergestellten Vollkornbrotes den Selenbedarf eines gesundenen Erwachsenen decken. In den USA gibt es selenreiche Böden, und Getreide, das dort wächst, ist ein guter Selenlieferant. Heute verzehren wir Getreide, das vorwiegend in Mitteleuropa (bzw. in der EU) kultiviert wurde, und diese Gebiete sind nachweislich selenarm.

Bedeutung für den Organismus:
- zentraler Bestandteil vieler Enzyme
- Antioxidans
- Basenbildner

Mangelerscheinungen:
- Wachstumsstörungen
- Muskelschwäche
- Übersäuerung
- verschlechtertes Allgemeinbefinden

Zink

Zink spielt eine ganz herausragende Rolle im gesamten Stoffwechselgeschehen. Eine Zinkunterversorgung verursacht z. B. Entgleisungen bei über 100 Enzymsystemen. Die Symptomatik zeigt sich durch krankhafte Veränderungen der Haut, Nieren- und Leberfunktionsstörungen, eine schlechte Immunabwehr, schlimmstenfalls eine Verzögerung der Geschlechtsreife und Zeugungsunfähigkeit.

Die Annahme, eine gemischte Kost enthalte neben ihrem Angebot an weiteren essentiellen Nährstoffen auch genügend Zink, lässt sich heute nicht mehr widerspruchslos hinnehmen. Für die Deckung des Zinkbedarfs spielt die Verwertbarkeit des Nahrungszinks eine wichtige Rolle. Diese ist nicht allein von der Menge der Zufuhr abhängig, sondern auch vom persönlichen Nettobedarf, also dem persönlichen Ernährungsstatus, sowie der chemischen Verbindung des Zinks. Grundsätzlich scheint diese Verwertbarkeit des Mikronährstoffes leichter aus Lebensmitteln tierischer Herkunft als aus pflanzlicher Kost zu gelingen. In Verbindung mit den Aminosäuren Histidin und Zystein kann das Zinkangebot optimal vom Körper aufgenommen werden. Phytate – das sind spezielle Pflanzenbestandteile – verbinden sich in einem höheren Angebot mit Zink zu sehr schwer löslichen Substanzen, die der Körper praktisch nicht absorbieren kann. Andauernde Stresssituationen, nicht ausreichend verheilte Wunden und Infektionen, sowie chirurgische Eingriffe beeinträchtigen nicht nur die Zinkverwertung, sie erhöhen im gleichen Maße auch den aktuellen Bedarf.

Gute Zinklieferanten sind Austern (doch wer isst diese schon regelmäßig?), Innereien, Fleisch und Fisch sowie Eier. Wichtig ist in diesem Zusammenhang auch die Frage, wieviel Selen die Tiere mit ihrem Futter aufnehmen konnten. Das Spurenelement Zink besitzt viele Aufgaben im Körper und dazu zählen unter anderem das Zellwachstum, die Eiweißsynthese und die Verwertung von Vitamin A. Erstaunlich ist, dass die Vormilch (Kolostrum) normalerweise reichlich Zink enthält, denn Neugeborene benötigen Zink zum gesunden Gedeihen. Aus den USA stammt die Aufforderung an Diabetiker und alle Menschen, die regelmäßig Alkohol trinken, den Zinkspiegel des Blutes im Auge zu behalten. In der Bauchspeicheldrüse, genauer gesagt in den AB-Zellen, befindet sich ein Zink-Insulin-Komplex. Bei jeder Insulinausschüttung wird Zink gelöst, das später wieder ergänzt werden muss.

Für Diabetiker und solche die aufgrund ihrer erblichen Belastung gefährdet sind, sollte immer eine gute Zinkversorgung gewährleistet sein.

Auffallende Abweichungen vom durchschnittlichen Zinkserumspiegel liegen bei der Verengung und Verhärtung der Blutgefässe, einer Arteriosklerose vor. Es wäre denkbar, dass basisches Zink – ähnlich wie das Magnesium – einen Gegenspieler des Calciums darstellt. So liegen bei Leberzirrhose die Kalium- und Magnesiumwerte, aber auch die Zinkspiegel des Blutes auf extrem niedrigem Niveau. Ganz besondere Beachtung bedarf die Zinkversorgung bei Krebsleiden. Obgleich bei einigen bösartigen Geschwulsterkrankungen die Zinkausscheidung mit dem Urin bis um das Fünffache ansteigt, wird die Zinkversorgung in der Regel völlig missachtet. Hier muss noch eine Menge an Forschungsarbeit geleistet werden. Die tägliche Zinkversorgung eines Erwachsenen sollte etwa 15 Milligramm pro Tag betragen, und dieser Wert wird mit landesüblicher Kost kaum erreicht. Mit giftigen Reaktionen ist nach bisher vorliegenden Studien erst bei einer Zufuhr von 275 Milligramm pro Tag zu rechnen.

Bedeutung für den Organismus:
- als zentraler Bestandteil vieler Enzyme beteiligt an Hormon-, Eiweiß- und Energiestoffwechsel
- Basenbildner
- Hautschutzfunktion

Mangelerscheinungen:
- Veränderungen an Haut/Haar
- Muskelschwäche
- reduzierte Abwehrkraft
- Übersäuerung
- Wachstumsstörungen

Die antioxidativen Vitamine

Die antioxidativen Vitamine C und E sowie das Beta-Carotin aus der großen Gruppe der pflanzlichen Carotinoide spielen eine bedeutende Rolle bei der Vorbeugung von Zivilisationserkrankungen und vorgezogenen Alterungsprozessen. In einem Artikel von Dr. Udo Moser aus Basel werden zu dieser Thematik weitere sehr interessante Details erläutert. So kann der Nutzen von antioxidativen Vitaminen als »unbedenkliche und wirkungsvolle Maßnahme nicht hoch genug eingeschätzt werden.« Die von

Moser erstellte Zusammenfassung sämtlicher Studienergebnisse unterstreicht deutlich, dass ein Blutplasmaspiegel von über 28 µmol/l für das Vitamin E, über 40 µmol/l für das Vitamin C und über 0,4 µmol/l für das Beta-Carotin das Risiko von Herz-Kreislauf-Leiden und Krebs deutlich mindern können. Um diese Werte zu erreichen, sind allerdings höhere Gaben erforderlich, als die Deutsche Gesellschaft für Ernährung (DGE) für Gesunde anrät. Es handelt sich um die Zufuhr von 40 bis 60 mg Vitamin E (die DGE empfiehlt 12 mg pro Tag), 120 bis 150 mg Vitamin C (die DGE empfiehlt 75 mg) sowie 5 bis 10 mg Beta-Carotin (die DGE empfiehlt 3 mg pro Tag). Da diese Vitamine auch bei einer Überdosierung gut verträglich und absolut unbedenklich sind, sollten ihre präventiven Fähigkeiten verstärkt genutzt werden.

Die Wirkung der antioxidativen Vitamine beruht auf ihrer Fähigkeit, die Kettenreaktionen durch freie Radikale abzubrechen, die ausnahmslos alle Strukturen in der Zelle gefährden können. Hierdurch wird die DNS, der Träger von individuellem Erbgut vor krankhaften Veränderungen geschützt, und somit kann der Entstehung von Krebs vorgebeugt werden. Da Antioxidantien zudem das »böse Cholesterin« LDL (low densitiy lipoprotein) vor Oxidation bewahren, bieten sie Schutz vor Arteriosklerose. Darüberhinaus beeinflussen Vitamin E und Beta-Carotin die Entwicklung von Krebs und Herz-Kreislauf-Erkrankungen positiv. So zeigte sich im Zellkulturmodell, dass Beta-Carotin die Bildung von Poren in den Zellwänden fördert. Hierdurch wird die Kommunikation zwischen den einzelnen Stellen optimiert. Weitere Studienergebnisse müssen noch zeigen, welche Zufuhrmengen der schützenden Vitamine sinnvoll sind. Bis jetzt gehen die Experten davon aus, dass täglich etwa die zehnfache Menge eingenommen werden kann, die von der Deutschen Gesellschaft für Ernährung (DGE) empfohlen wird. Eine Kombination von basenreichen Mineralstoffen und Spurenelementen bietet eine verlässliche Schutzfunktion, die dem Organismus die erforderliche biologische Balance zurückgibt.

Grundlagen einer gesunden und basischen Ernährung

Frühstück

Ein stark basisches Getränk ist die selbstgemachte Gemüsebrühe aus Kartoffeln, Gemüse und Gewürzkräutern. Außerdem bieten sich an: Grüner Tee, Kräutertee sowie Schwarztee, den man allerdings lange, also etwa fünf Minuten, ziehen lassen sollte. So können sich die im Tee enthaltenen Bitterstoffe (Alkaloide) besser lösen. Das Koffein löst sich schon nach etwa drei Minuten vollständig, doch die Bitterstoffe gehen erst nach etwa fünf Minuten in die Lösung über. Diese binden das Koffein und sorgen damit für eine lang anhaltende und mild anregende Wirkung. Selbstverständlich ist auch eine Tasse Kaffee mit Sahne am Morgen nicht zu verachten. Die Umstellung auf basische Kost sollte niemals militant sein oder in Fanatismus ausarten. Frischkornbrei aus geschrotetem Getreide ist sehr schmackhaft, gerade wenn dazu basische Früchte wie Aprikosen, Bananen, Papayas, süße Feigen, Datteln, Melonen und Mangos gegeben werden. Auch Trockenobst ist eine reizvolle Alternative. Wer leicht Blähungen bekommt, sollte die Kombination Obst und Getreide sehr vorsichtig anwenden und viel Geduld dabei haben. Die Zugabe von Nüssen, Samen und Kernen kann nach Belieben erfolgen.

Wer lieber Brot essen möchte, sollte Sorten ohne Sauerteig bevorzugen. Hefe ist erlaubt. Als Brotbelag sind vegetarische (selbst zubereitete) Aufstriche zu empfehlen. Camembert und Brie sind überwiegend basische Käsesorten, die mit anderen Zutaten vermischt köstlich schmecken.

Mittagessen

Als Vorspeise bieten sich Gemüserohkost, auch etwas Obst und frische Salate an. Als Dressing verwende man reichlich frischen Sauerrahm, um Essig zu sparen. Wer Suppen mag, sollte diese auf der Grundlage einer basischen Gemüsebrühe zubereiten. Die Hauptmahlzeit besteht aus Kartoffel-Gemüse-Gerichten, die mit Getreide kombiniert werden. Es sollte täglich ein Kartoffelgericht gegessen werden. Im Rezeptteil sind einige Nachtischideen zu finden, denn Süßes ist nicht völlig tabu.

Am Nachmittag kann ein Stück Vollkorngebäck mit Kräutertee, gerade im Hinblick auf das Säure-Basen-Gleichgewicht der richtige Imbiss sein. Auch basenreiches Obst wie z. B. Bananen sind eine gesunde Alternative.

Abendessen

Auch abends können Kartoffeln mit Gemüse auf dem Speiseplan stehen. Die letzte Mahlzeit des Tages sollte besonders basenhaltig sein. Wer Schwierigkeiten mit einem nervösen Magen hat oder unter Sodbrennen leidet, muss sich gerade abends beim Essen viel Zeit nehmen und jeden Bissen gründlich durchkauen. Das Abendessen sollte möglichst vor 19 Uhr oder mindestens drei Stunden vor dem Zubettgehen stattfinden.

Was noch wichtig ist

Die Basenfreisetzung aus noch so basenreichen Nahrungsmitteln ist stets abhängig von der individuellen Stoffwechselregulation. Sie wird über das sogenannte Nebennieren-/Hypothalamus-System gesteuert. Auf dieses hochsensible Geschehen wirken insbesondere auch psychische Aspekte ein. Wer ständig mit Stress, in Angst und Hektik lebt, sich auch zum Essen nicht genügend Zeit gönnt und keine Entspannung findet, wird selbst die basenreichen Nahrungsmittel sauer verstoffwechseln. Wer schon in Bezug auf seine Geisteshaltung »sauer« ist, der wird auch hinsichtlich seines pH-Wertes stets sauer reagieren. Auch Rückstände von Pflanzenschutzmitteln oder aus der Düngung, selbst wenn sie kaum nachweisbar sind, beeinflussen das sensible Prinzip der Nebennierenregulation und greifen ebenfalls in den Säure-Basen-Haushalt ein. Dieser Hinweis dürfte ein entscheidender Aspekt bei der Ursachenfindung von Säureerkrankungen sein.

Noch ein letzter Tipp: Meiden Sie Nahrungsmittel, die Sie nicht mögen oder Ihnen nicht bekommen, auch wenn sie noch so gesund sind. Ihr Wohlbefinden und der Genuss beim Essen sind der Schlüssel zu ganzheitlicher Gesundheit und Lebensfreude.

Essen und Trinken mit Spaß und fast keiner Säure

Die meisten Rezepte sind basisch, nur ab und zu schleicht sich ein Säureträger ein, aber das schadet nicht. Unsere Formel heißt schließlich 80 % basisch und 20 % sauer.

Grundrezept Basentrank (Gemüsebrühe)

Zutaten:

- 1 dicker Kohlrabi
- 3 mittelgroße Karotten
- 3 Kartoffeln mit Schale
- 1 Sellerieknolle
- 1 mittelgroße Zwiebel
- 1 Stück Porree

Zubereitung: Das Gemüse waschen, in einen Topf geben, mit Wasser auffüllen, etwa zwei Stunden auf kleiner Flamme köcheln lassen. Die Flüssigkeit durch ein Sieb streichen und mit Kräutern würzen. Dieses leckere Getränk hält sich im Kühlschrank mehrere Tage und kann auch anstelle von Wasser zum Aufgießen von Suppen und weiteren Gerichten verwendet werden.

Suppen

Kartoffelsuppe (für zwei Personen)

Zutaten:

- 250 Gramm Kartoffeln
- ¾ Liter Basenbrühe/Gemüsebrühe
- 1 Prise Jodsalz
- Gewürze, z. B. Majoran, Thymian, Kümmel, Lorbeerblatt
- etwas frisch geriebene Muskatnuß
- 1 EL süße Sahne
- 1 EL frisch gehackte Küchenkräuter

Zubereitung: Kartoffeln schälen und kleinwürfeln, mit Gemüsebrühe aufgießen und garen. Zwischendurch den Majoran, Thymian, Kümmel und das Lorbeerblatt dazugeben. Mit dem Mixstab pürieren (vorher das Lorbeerblatt entfernen), mit Salz und Muskatnuß würzen und zum Schluss den Rahm unterheben. Vor dem Servieren die frischen Gartenkräuter auf die Suppe streuen.

Knoblauchsuppe (für zwei Personen)

Zutaten:
- 2 Knollen frischer Knoblauch
- 2 Stengel frischer Salbei
- 2 Lorbeerblätter
- Salz und Pfeffer
- 4 Scheiben Vollkornbrot
- 1 Liter Basenbrühe/Gemüsebrühe
- Petersilie zum Garnieren

Zubereitung: Den Knoblauch schälen, die Zehen vierteln, Petersilie und Salbei waschen, die Basenbrühe mit Lorbeerblättern, Knoblauchzehen und Salbei etwa 15 Minuten kochen lassen. Lorbeerblätter und Salbei herausnehmen, die Knoblauchzehen mit dem Passierstab zerkleinern. Die Brotscheiben im Toaster oder einer Pfanne rösten, auf angewärmte Teller legen und die Suppe darüber gießen, mit Petersilie bestreuen.

Fischsuppe (für zwei Personen)

Zutaten:
- 200 Gramm Kartoffeln
- 1,5 Liter Basen-/Gemüsebrühe
- 1 Stange Lauch
- 1 Stangensellerie
- 3 mittelgroße Karotten
- 400–500 Gramm Lachsfilet
- 400–500 Gramm Fischfilet (z. B. Rotbarsch)
- Salz, Pfeffer und Petersilie zum Bestreuen

Zubereitung: Kartoffeln schälen, das Gemüse putzen und in mundgerechte Stücke schneiden; etwa 15 Minuten in der Brühe garen lassen. Den Topf von der Kochstelle nehmen und den in kleine Stücke geschnittenen Fisch hinzufügen, etwa fünf bis sieben Minuten ziehen, aber nicht mehr kochen lassen. Die Suppe abschmecken und mit Petersilie bestreut servieren.

Fenchelsuppe (für zwei Personen)

Zutaten:
- etwa 200 Gramm kochfertiger Fenchel
- ¾ Liter Basen-/Gemüsebrühe
- 1 große, geschälte Kartoffel
- Jodsalz
- Koriander
- Muskatnuß
- 1 EL saure Sahne
- 1 EL gehacktes Fenchelgrün

Zubereitung: Den Fenchel vom Strunk befreien, säubern und mit der Kartoffel in grobe Würfel schneiden. In der Gemüsebrühe garen. Mit dem Pürierstab durchpassieren, den Rahm unterheben, würzen und mit Fenchelgrün bestreuen.

Bohnensuppe (für zwei Personen)

Zutaten:
- 2 Hähnchenkeulen
- 200 Gramm weiße Bohnen
- 1 Liter Basen-/Gemüsebrühe
- 6 mittelgroße Karotten
- 200 Gramm Sellerie
- 1 mittlere Stange Lauch
- 300 Gramm Kartoffeln
- Salz, Pfeffer und Majoran

Zubereitung: Die Bohnen über Nacht einweichen. Die Hähnchenkeulen bereits am Vorabend weichkochen. Am nächsten Morgen die Bohnen mit dem kleingeschnittenen Gemüse, den Kartoffeln und Gewürzen in der Brühe weichkochen. Zuletzt das klein geschnittene Hähnchenfleisch hinzufügen und heiß servieren.

Blumenkohlsuppe (für zwei Personen)

Zutaten:
- 200 Gramm Blumenkohlröschen
- 1 mittlere klein geschnittene Zwiebel
- 20 Gramm Butter
- 300 Gramm geschälte Kartoffeln
- etwa 1 Liter Basen-/Gemüsebrühe
- ½ Tasse Weißwein
- Jodsalz
- frische Kräuter nach Geschmack

Zubereitung: Die Butter erhitzen, Zwiebeln glasig dünsten, die klein gewürfelten Kartoffeln und Blumenkohlröschen hinzufügen. Mit Gemüsebrühe aufgießen und zugedeckt etwa zehn Minuten garen lassen. Die Suppe pürieren und mit Weißwein, Basilikum, Kerbel und Salz abschmecken. Anschließend mit frisch gehackten Kräutern garniert servieren.

Bei der Zubereitung von Basensuppen sind der Phantasie keine Grenzen gesetzt. Es eignen sich Gemüsemischungen verschiedenster Geschmacksrichtungen, die in der Basenbrühe zubereitet werden und für den großen wie für den kleinen Hunger leicht und schnell gekocht werden können. Guten Appetit.

Frisches vom Salatbuffet

Grundsätzlich sollten jeden Tag grüne und bunte Salate auf dem Speisezettel stehen. Die Auswahl ist je nach Jahreszeit vielfältig.

Salatdressing

Salatsaucen werden mit Salz, Pfeffer und nach Geschmack mit Distelöl, Sonnenblumenöl oder hochwertigem Olivenöl am besten bei Tisch angemacht. Sparen Sie nie beim Essig, er gibt dem Salat einen Teil seines Wohlgeschmacks.

Andere Variationen sind nach Belieben mit Senf, Joghurt, süßer und saurer Sahne sowie Crème fraîche nicht minder wohlschmeckend und bekömmlich. Probieren Sie möglichst oft neue Dressingideen aus und kombinieren Sie dabei stets viel frischen Salat mit eher sparsam dosiertem Dressing.

Die Salatsauce sollte kurz vor dem Verzehr über den Salat gegossen werden, sonst wird er unansehnlich und matschig. Vielleicht sind Salatmuffel damit zu gewinnen, dass sich jeder das Dressing nach seinem Geschmack bei Tisch kreiert. Neben grünen Salaten bieten sich alle möglichen Gemüse wie Chicorée, Radieschen und Rettich an. Je nach Jahreszeit und Laune sind Kohlrabi und Rote Bete, Tomaten und Gurken, Karotten und Äpfel wohlschmeckende Salatvariationen.

Mehr als drei verschiedene Sorten Gemüse sollten allerdings nicht für einen Salat verwendet werden. Falls Ihnen die Rohkost schwer im Magen liegt, oder gärt und bläht, sollte kurz gedünstetes Gemüse verwendet werden.

Nach 18 Uhr sind Rohkostsalate nicht mehr zu empfehlen, da die Leber und die Verdauungsorgane zu dieser Tageszeit auf Sparflamme zurückgehen. Viel Spaß beim knackigen Genießen zur rechten Zeit!

Das tägliche Brot

Es ist nicht sehr leicht unter dem reichhaltigen Brotangebot, Getreidesorten zu finden, die überwiegend basisch sind. Wer hier fündig werden will, sollte Brot und Kleingebäck aus Dinkel und Hafer wählen. Jedes Brot aus frischem vollem Korn ist mineralstoffreich, deshalb sind einwandfreie Zutaten besonders wichtig. Wer Zeit und Lust hat, kann sein Brot auch selbst backen.

Grundrezept für Sauerteig (ausreichend für 3 kg Mehl)

- 100 Gramm fein gemahlener Roggen
- ¼ Liter Buttermilch
- 1 TL Honig
- 40 Gramm Hefe

Zubereitung: Hefe, Honig und Buttermilch zuerst verrühren und dann den Roggen hinzufügen. Mit einem feuchten Tuch bedeckt an einen warmen Ort stellen. Etwa 24 Stunden gehen lassen und zwischendurch hin und wieder rühren.

Dinkel-Roggenbrot

Zutaten:

- 600 Gramm fein gemahlener Dinkel
- 400 Gramm fein gemahlener Roggen
- 1,5 TL Salz
- Brotgewürz (Reformhaus)
- ⅓ des angesetzten Sauerteigs (siehe oben)
- 10 Gramm Hefe (Reformhaus)
- Sonnenblumenkerne
- Nüsse

Zubereitung: Das Mehl mit Wasser, Salz und Brotgewürz verrühren, den Sauerteig hinzufügen und alles gut durchkneten. Danach muss der Teig mit einem feuchten Tuch bedeckt, 12 Stunden an einem warmen Ort gehen. Erst jetzt kommt die Hefe (in etwas Wasser aufgelöst) unter den Teig. Über Nacht eingeweichte Körner und Sonnenblumenkerne dazugeben, kräftig durchkneten und erneut eine Stunde ruhen lassen. Den Teig in eine zuvor ausgefettete Form geben und nochmals ruhen lassen. Die Backzeit beträgt zunächst 25 Minuten im vorgeheizten Ofen bei 250° und danach etwa 30 bis 45 Minuten bei 200°.

> Während des Backens von Brot sollte immer eine feuerfeste Schüssel mit Wasser im Ofen stehen.

Dinkel-Buchweizenbrot

Zutaten:
- 850 Gramm grob gemahlener Dinkel
- 150 Gramm fein gemahlener Buchweizen
- 1 EL Fermentgetreide (Reformhaus)
- 1 Handvoll Sonnenblumen- oder Kürbiskerne
- 1 TL Jodsalz
- 1 Päckchen frische Reformhaus-Hefe
- 250 ml Brottrunk (Reformhaus)
- 500 ml heißes Wasser

Zubereitung: Mehl, Fermentgetreide, Kerne und Salz in einer großen Schüssel vermischen. Hefe im Brottrunk-Wasser-Gemisch auflösen und in eine Kuhle im Mehl geben. Danach alles vermengen und kräftig kneten. Der Teig sollte zugedeckt bei Zimmertemperatur etwa 20 bis 30 Minuten gehen. Anschließend wird er in eine gut gefettete Kastenform gefüllt und bei 180 bis 200° ca. 1 Stunde gebacken.

Rosinenbrötchen

Zutaten:
- 100 Gramm Butter
- 650 Gramm fein gemahlener Dinkel
- 150 Gramm Rosinen
- 60 Gramm Honig
- 40 Gramm Hefe
- 250 ml Milch
- 1 Prise Salz
- 1 Ei
- Eigelb zum Bestreichen

Zubereitung: Milch, Honig, Ei, Rosinen, Salz und Hefe in der Küchenmaschine auf Stufe 2 vermischen. Dann das Mehl hinzufügen und gut durchkneten. Die wiche Butter dazugeben und den Teig weitere 8 bis 10 Minuten kneten. Er reicht für 15 bis 18 Brötchen aus, die erneut eine halbe Stunde auf dem Backblech gehen müssen. Vor dem Ausbacken mit verquirltem Eigelb bestreichen, rund 25 Minuten bei 200° ausbacken.

Leckere Brotaufstriche

Öl-Käse-Creme

Zutaten:

- 200 Gramm Frischkäse
- 3–4 EL Leinöl
- 4 EL Milch
- 1 Prise Jodsalz
- 2 gehäufte TL gehackte Kräuter je nach Jahreszeit

Zubereitung: Den Frischkäse mit Salz, Öl und Milch mischen und die frischen Kräuter unterrühren. Dazu schmeckt Dinkelbrot vorzüglich.

Süße Creme

Zutaten:

- 2 Tassen gemahlene Haselnüsse
- 1 Tasse eingeweichte Datteln
- 1 Prise Zimt oder Nelkenpulver

Zubereitung: Die Datteln entkernen und mit dem Mixer pürieren. Die gemahlenen Haselnüsse untermischen und vom Einweichwasser der Datteln so viel hinzufügen, bis eine gute und streichfähige Masse entsteht. Zuletzt mit Zimt oder Nelken abschmecken.

Mus aus Trockenfrüchten

Zutaten:

- je 1 Tasse getrocknete Feigen, Datteln und Pflaumen
- ½ Liter stilles Mineralwasser
- 1 Tasse gemahlene Mandeln

Zubereitung: Die Trockenfrüchte über Nacht in Mineralwasser einweichen. Nun die Früchte im Mixer pürieren, die Mandeln hinzufügen und vom Einweichwasser so viel nehmen, bis eine streichfähige Paste entsteht. Diese lässt sich im verschlossenen Glas einige Tage im Kühlschrank aufbewahren.

Avocadoaufstrich

Zutaten:

- 1 vollreife Avocado
- 1 TL Olivenöl
- Jodsalz und Pfeffer
- 1 kleine Zwiebel, fein gewürfelt
- 1 EL frische Kräuter

Zubereitung: Die Avocado schälen, der Länge nach aufschneiden und den Kern herausnehmen. Das Fruchtfleisch herauslösen, mit einer Gabel zerquetschen, die Zwiebel und das Olivenöl dazugeben, abschmecken und die Käuter untermischen.

Basische Hauptgerichte zum Verwöhnen

Das Angebot basischer Gerichte ist groß, sodass hier nur einige Anregungen für Ihren Mittags- oder Abendbrottisch aufgezeigt werden sollen. Es besteht außerdem die gute Gelegenheit, mal wieder in der Küche Phantasie walten zu lassen und Neues auszuprobieren. Vor allen Dingen sollten Sie frische Produkte verwenden und, wenn es möglich ist, biologisch angebautes Gemüse kaufen.

Gebackene Kartoffeln mit Quark (für zwei Personen)

Zutaten:

- etwa 500 Gramm festkochende Kartoffeln
- 1 mittlere Zwiebel
- 1 Knoblauchzehe
- schwarzer Pfeffer (frisch gemahlen)
- 2 EL Kümmel
- 1 EL Sonnenblumenöl
- 250 Gramm Speisequark
- 1 kleine Salatgurke
- Jodsalz
- fein geschnittener Dill

Zubereitung: Die Kartoffeln gründlich waschen und halbieren, ein Backblech mit Folie auslegen, mit Öl bepinseln, Kümmel und Pfeffer darüberstreuen. Den Backofen auf 230° vorheizen. Die Kartoffeln mit der Schnittfläche auflegen und das Blech in den Ofen schieben. Je nach Größe der Kartoffeln 40 bis 50 Minuten garen lassen. Zwiebel und Knoblauchzehe schälen, die Gurke abwaschen, schälen und alles in kleine, mundgerechte Würfel schneiden. Das Gemüse unter den Quark heben, etwas Milch dazugeben, mit Salz und Pfeffer abschmecken, den Dill darüberstreuen und zu den gebackenen Kartoffeln servieren.

Anmerkung: Weniger Zeit nehmen ganz normale Pellkartoffeln in Anspruch, die zum Quark ebenfalls serviert werden können. Der Quark kann auch mit reichlich Kräutern, hart gekochtem Eigelb (das ist basisch) und anderen Gemüsewürfeln besonders köstlich zubereitet werden.

Eintopf mit Kichererbsen (für zwei Personen)

Zutaten:

- 4 Karotten
- 1 halbe Stange Sellerie
- 1 große Stange Lauch
- 1 Paprikaschote
- 1 Aubergine
- 6 mittelgroße Kartoffeln
- 200 Gramm Kichererbsen
- 1,5 Liter Basen-/Gemüsebrühe
- Jodsalz und Pfeffer

Zubereitung: Kartoffeln schälen und kleinschneiden. Gemüse putzen und ebenfalls zerkleinern. Alle Zutaten in die Basenbrühe geben. Eingeweichte und bereits vorgekochte Kichererbsen hinzufügen und alles etwa 15 Minuten garen. Zuletzt abschmecken und sofort servieren.

Reisvariationen

Grundrezept Reis (für zwei Personen)

Zutaten:
- 2 Tassen Reis (ungeschält)
- 4 Tassen Wasser
- etwas Salz

Zubereitung: Den Reis in kaltem Wasser ansetzen und zum Kochen bringen. Bei kleiner Hitze köcheln lassen, bis das Wasser vollständig aufgesogen ist.

Anmerkung: Beachten Sie die jeweiligen Wassermengen und Kochzeiten auf der Packung.

Reis mit Erbsen (für zwei Personen)

Zutaten:
- 2 Tassen Reis (ungeschält)
- 4 Tassen Basenbrühe
- 1 große Zwiebel
- 500 Gramm frische Erbsen
- etwas Salz
- 1 Prise Zucker
- etwas Muskat nach Geschmack
- 2 EL Olivenöl

Zubereitung: Die geschälte Zwiebel kleinwürfeln und in Olivenöl andünsten. Den Reis hinzufügen und unter ständigen Rühren anbraten. Mit Gemüsebrühe ablöschen, und den Reis laut Grundrezept garkochen. Kurz vor dem Ende der Kochzeit die frischen Erbsen dazugeben und erneut 2 bis 4 Minuten mitkochen lassen. Statt der Erbsen bieten sich auch Karotten, Porree, grüne Bohnen, Gurken oder Tomaten an, der Phantasie sind keine Grenzen gesetzt.

Kichererbsenpüree auf Rote Bete (für vier Personen)

Zutaten:

- 200 Gramm Kichererbsen
- ½ Liter Basen-/Gemüsebrühe
- Jodsalz
- 3 EL kalt gepresstes Sesamöl
- 1 TL Kreuzkümmel
- 3–4 Knoblauchzehen
- 2 Scheiben frische Ingwerknolle
- 1 Prise Cayennepfeffer
- Zitronensaft
- 4 EL süße Sahne
- 2 EL gehackte Petersilie oder andere Kräuter
- 250 Gramm Rote Bete

Zubereitung: Kichererbsen über Nacht einweichen, danach in Basen-/Gemüsebrühe mit Salz etwa eine Stunde garen (im Dampfkochtopf ca. 20 Minuten), abkühlen lassen. Mit dem Mixer pürieren. Öl erhitzen, Kreuzkümmel, gehackten Knoblauch und fein gewiegte Ingwerwurzel darin andünsten. Das Kichererbsenpüree hinzufügen, alles mischen, mit Cayenne-Pfeffer und Zitronensaft abschmecken. Die gehackten Kräuter in der süßen Sahne verühren. Rote Bete schälen, sehr fein raspeln und auf vier Teller verteilen. Das Kichererbsenpüree darauf anrichten und mit je einem Eßlöffel Kräuterrahm garnieren. Dazu passt frisches Fladenbrot.

Spinat-Kartoffel-Auflauf (für zwei Personen)

Zutaten:

- 1 Päckchen Tiefkühlspinat (oder 1½ Kilogramm frischer Spinat)
- 400 Gramm Kartoffeln
- ½ Liter Basen-/Gemüsebrühe
- 1 Knoblauchzehe
- 100 Gramm alter Emmentaler
- Muskat, Salz und weißer Pfeffer
- 1 EL Butter

Zubereitung: Den Tiefkühlspinat auftauen oder den frischen Spinat putzen, von den Stilen befreien und 3 bis 4 Minuten in siedendem Wasser blanchieren. Die Kartoffeln schälen, sehr fein schneiden und in der Gemüsebrühe garen. Den geriebenen Käse mit Muskat bestreuen und mit den anderen Gewürzen unter den Spinat geben. Eine Auflaufform mit Kartoffeln auslegen, Spinat darüber verteilen und einige Kartoffelscheiben als Belag darübergeben. Butterflöckchen hinzufügen. Im Ofen bei 180° etwa 50 bis 60 Minuten überbacken.

Anmerkung: Statt Spinat eignen sich für diesen Auflauf auch Lauch, Chicorée oder Karotten.

Lauch-Oliven-Gemüse mit Seeteufel (für vier Personen)

Zutaten:
- 600 Gramm Seeteufelfilet
- 800 Gramm Lauch in feinen Steifen
- 10 große entsteinte grüne Oliven, gehackt
- 2 EL Pinienkerne, gehackt
- 2 Salbeiblätter, fein geschnitten
- 4 EL Olivenöl extra vergine
- 2 EL Petersilie, gehackt
- Zitronensaft
- Jodsalz und Pfeffer aus der Mühle

Zubereitung: Pinienkerne, Oliven und Salbeiblätter in Olivenöl andünsten, den Lauch hinzufügen und köcheln lassen. Eventuell etwas Gemüsebrühe hinzufügen. 8 Minuten dünsten und mit Petersilie verfeinern. Den Fisch mit Zitronensaft marinieren, salzen und pfeffern, in Olivenöl kurz von beiden Seiten anbraten. Auf dem Lauchgemüse anrichten. Dazu passt ein bunter Salat und eventuell ein Stück Baguette.

Kartoffelsalatvariationen (für vier Personen)

Kartoffelsalat mit Gurke

Zutaten:
- 1 Kilogramm Salatkartoffeln
- 1 große Salatgurke
- 4 EL guter Essig
- 1–2 Zwiebeln
- 5 EL kalt gepresstes Olivenöl
- Salz, Pfeffer aus der Mühle
- Dill, Schnittlauch, Petersilie

Zubereitung: Die bereits gekochten Kartoffeln schälen und in mundgerechte Scheiben schneiden. Die Gurke schälen und hobeln, mit 2 EL Essig und Salz kurz marinieren. Die Zwiebeln hacken und mit den Kartoffeln zu den Gurken geben. Alles mit Öl beträufeln, salzen und pfeffern und mit dem restlichen Essig abschmecken. Die fein geschnittenen Küchenkräuter unterheben und servieren.

Kartoffelsalat mit Avocado

Zutaten:
- 800 Gramm Salatkartoffeln
- 1–2 reife Avocados
- 2 EL guter Essig
- Saft einer halben Zitrone
- ¼ Liter Basen-/Gemüsebrühe
- Salz, Pfeffer aus der Mühle
- 2 EL Naturjoghurt
- 3 EL Crème fraîche
- frische Kräuter nach Belieben
- eine Handvoll geröstete Sonnenblumenkerne

Zubereitung: Die gegarten Kartoffeln schälen und in Scheiben schneiden. Die Avocado durchschneiden, die Haut abziehen und den Kern entfernen. Die Avocadohälften vorsichtig in Würfel oder in Scheiben schneiden und reichlich mit Zitronensaft beträufeln. Alles in eine Schüssel geben. Den Essig mit der Gemüsebrühe und den Gewürzen verrühren und über die Kartoffel-Avocado-Scheiben verteilen. Crème fraîche und Joghurt verrühren, die Kräuter untermischen und zuletzt mit Sonnenblumenkernen bestreut servieren.

Linsengericht mit Lamm (für zwei Personen)

Zutaten:
- ½ Liter Liter Basen-/Gemüsebrühe
- 150 Gramm Linsen
- 1 Bund Suppengrün
- 150 Gramm mageres Lammfleisch
- 1 halbe Zwiebel
- Salz und Pfeffer
- 1 Messerspitze Zimt
- ¼ Liter trockener Rotwein
- 80–100 Gramm Reisnudeln
- 1 Bund Basilikum
- 1 TL Speiseöl

Zubereitung: Das Lammfleisch würfeln und in heißem Öl anbraten, die gehackte Zwiebel und das Suppengrün zugeben. Mit Brühe auffüllen und die über Nacht eingeweichten Linsen dazugeben. Etwa 1,5 Stunden köcheln lassen, die Reisnudeln hinzufügen, zuletzt den Rotwein unterrühren und kurz aufkochen lassen. Mit den Gewürzen abschmecken und mit Basilikum bestreut servieren.

Wirsing-Champignon-Strudel (für sechs Personen)

Zutaten:
Teig:
- 300 Gramm Weizenmehl (Type 1050)
- 100 ml Wasser
- 4 EL kalt gepresstes Sonnenblumenöl
- 2 Eigelb
- 1 Prise Jodsalz

Füllung:
- 1 Kilogramm geputzte Champignons
- 1 große Zwiebel
- 4 EL Butter
- schwarzer Pfeffer
- ½ Wirsingkopf (gewaschen)
- 125 Gramm geriebener Edamer
- 50 Gramm Sonnenblumenkerne
- 1 Eigelb
- 1–2 EL Milch

Zubereitung: Einen geschmeidigen Teig aus den angegebenen Zutaten kneten und etwa eine halbe Stunde ruhen lassen. In der Zwischenzeit Champignons in Scheiben schneiden. Zwiebel würfeln, in heißer Butter anbraten und würzen. Wirsingblätter ohne Strunk in Streifen schneiden. In kochendem Wasser 3 Minuten blanchieren. Sonnenblumenkerne ohne Fett leicht anrösten. Den Strudelteig auf einem bemehlten Küchentuch so dünn wie möglich ausrollen. Pilze und Wirsing auf dem Teig verteilen (Rand lassen), mit Käse und Sonnenblumenkernen bestreuen. Mit Hilfe des Tuchs zu einem Strudel aufrollen, mit den Enden nach unten auf ein gefettetes Backblech legen, Eigelb mit Milch verquirlen, den Strudel damit bestreichen. In Backofen bei 220° etwa 25 bis 30 Minuten backen.

Lachs im Spinatbett (für zwei Personen)

Zutaten:
- 1 Kilogramm Spinat
- 4 Zwiebeln
- 1 EL Butter
- Pfeffer, Salz und Muskat
- 2 Lachsfilets

Zubereitung: Spinat putzen und waschen, in einen Topf geben, mit kochendem Wasser übergießen und 2 Teelöffel Salz dazugeben. Kurz aufwallen lassen, Spinat in ein Sieb abgießen und mit kaltem Wasser abschrecken. Das Gemüse ausdrücken und grob hacken. Die klein geschnittenen Zwiebeln andünsten, den Spinat dazugeben und bei kleiner Hitze etwa 5 bis 10 Minuten garen lassen. Den Spinat mit Salz, Pfeffer und Muskat abschmecken, dann in eine gebutterte Auflaufform füllen. Die Lachsscheiben darüber legen, Butterflöckchen darauf verteilen und etwa 15 Minuten dünsten. Danach noch 5 Minuten unter den Grill stellen.

Tomatenspinat (für zwei Personen)

Zutaten:
- 1 Kilogramm frischer Spinat (vorbereitet wie im Rezept oben)
- 4 Tomaten
- 4 EL Olivenöl
- 2 Zwiebeln
- 5 Knoblauchzehen
- Salz und Pfeffer

Zubereitung: Die Tomaten mit kochendem Wasser übergießen, die Haut entfernen und kleinschneiden. Knoblauch und Zwiebeln in heißem Olivenöl dünsten, die zerkleinerten Tomaten hinzufügen und etwa 5 Minuten garen lassen. Mit Salz und Pfeffer, nach Geschmack auch mit etwas Muskat abschmecken, den vorbereiteten Spinat daruntermischen. 5 bis 10 Minuten mitdünsten und dann sofort servieren. Dazu passen neue Pellkartoffeln.

Auberginen gegrillt (1–1½ Auberginen pro Person)

Zutaten:
- Jodsalz
- 1–2 EL Olivenöl

Zubereitung: Bei den gewaschenen Auberginen den Stilansatz entfernen, danach halbieren und das Fruchtfleisch so einschneiden, dass die Schale unverletzt bleibt. Die Auberginenhälften gründlich salzen und ruhen lassen. Nach 30 Minuten wenden, damit das Salzwasser abläuft, danach mit Küchenpapier trocken tupfen. Die Auberginenhälften mit Olivenöl beträufeln, 5 Minuten in den Grill legen, umdrehen und erneut 5 Minuten grillen lassen. Zuletzt die Auberginenhälften wenden, Olivenöl darauf träufeln und etwa drei Minuten grillen, damit sie köstlich knusprig werden. Dazu passt frisches Baguette und ein Glas Rotwein.

Gebackene Pilze (für zwei Personen)

Zutaten:

- 500 Gramm Champignons (wahlweise Austernpilze, Maronen oder Steinpilze)
- 4 EL Olivenöl
- 4 Knoblauchzehen
- Pfeffer aus der Mühle
- Salz

Zubereitung: Die Pilze putzen, waschen und in Scheiben schneiden, den Knoblauch schälen und fein hacken. Eine Auflaufform mit Olivenöl auspinseln, die Hälfte des Knoblauchs auf den Boden legen, die Pilze darauf verteilen mit dem restlichen Knoblauch sowie Salz und Pfeffer bestreuen und mit Olivenöl beträufeln. Eine knappe halbe Stunde bei 200° im Ofen backen. Dazu passt Baguette.

Chili con carne (für zwei Personen)

Zutaten:

- 200 Gramm Kalbsbrust
- 2 EL Olivenöl
- 1 Zwiebel
- 3 enthäutete feste Tomaten
- Salz
- Pfeffer aus der Mühle
- eine Messerspitze Paprikapulver
- etwas Ingwer
- 120 Gramm rote Bohnen aus der Dose
- ¾ Liter Basen-/Gemüsebrühe
- 3 EL Weizenmehl (Type 1050)

Zubereitung: Das gewürfelte Fleisch in heißem Öl kurz anbraten, die Zwiebelwürfel dazugeben. Mit den klein geschnittenen Tomaten, der Basen-/Gemüsebrühe und den Gewürzen auffüllen. Etwa 1 Stunde köcheln lassen. Die Dosenbohnen untermischen und eventuell etwas Mehl in Wasser anrühren und dazugeben, um das Chili anzudicken. Noch etwa 2 bis 3 Minuten köcheln lassen und servieren.

Süße Leckereien

Wer vorwiegend basisch isst, braucht trotzdem auf Süßes nicht zu verzichten. Mit Phantasie und Neugierde kommt der Genuss nicht zu kurz.

Köstliches Hirsedessert (für vier Personen)

Zutaten:
- 250 ml Milch
- 50 Gramm Hirseflocken
- Schale einer unbehandelten Zitrone
- 1 Stück echte Vanille
- 2 EL brauner Zucker
- 150 ml süße Sahne
- 1 Orange
- 6 EL Mango-Vollfrucht (Reformhaus)
- 2 EL Pistazien

Zubereitung: Milch mit Zitronenschale zum Kochen bringen. Hirseflocken langsam einrühren, aufkochen und ausquellen lassen. Mit Vanille und Zucker abschmecken und unter die abgekühlte Masse die geschlagene Sahne ziehen. In flache Portionsschalen füllen und kühl stellen. Orange schälen, die weiße Haut gründlich entfernen, in dünne Scheiben schneiden und das Dessert damit belegen. Mango-Vollfrucht mit fein geschnittenen Pistazien verrühren und auf den Orangenscheiben verteilen.

Hirsebrei mit Kirschen (für zwei Personen)

Zutaten:
- 100 Gramm Hirse
- 200 ml Wasser
- 250–300 Gramm Süßkirschen
- ¼ Liter süße Sahne
- etwas Salz
- etwas Zucker oder Honig

Zubereitung: Die Hirse mit Wasser zum Kochen bringen und auf kleiner Flamme 10 bis 20 Minuten köcheln lassen. Die Kirschen entsteinen, und die geschlagene Sahne mit den Kirschen zum Hirsebrei geben. Nach Belieben mit etwas Salz und Zucker (bzw. Honig) abschmecken.

Hirsedessert mit Erdbeeren (für zwei Personen)

Zutaten:
- 100 Gramm Hirse
- 200 ml Wasser
- ¼ Liter süße Sahne
- 250 Gramm Erdbeeren
- etwas Zucker oder Honig
- etwas Salz

Zubereitung: Hirse mit Wasser zum Kochen bringen und auf kleiner Flamme etwa 10 bis 20 Minuten garen. Die Erdbeeren waschen, putzen, vierteln und in eine Glasschüssel geben. Ist die Hirse fertig gegart, die geschlagene Sahne unterheben, mit Zucker und Salz abschmecken und auf den Erdbeeren verteilen.

Apfel-Eierkuchen (für zwei Personen)

Zutaten:
- 2 Eier
- 200 ml Milch
- 200 ml Wasser
- etwas Salz
- 2 EL Weizenvollkornmehl
- 2 Äpfel
- 2 TL Leinöl
- brauner Zucker
- 1 TL Zitronensaft
- 1 Prise Zimt

Zubereitung: Eier mit Milch, Wasser und Salz verquirlen, das Mehl einrühren. Die geschälten Äpfel in feine Schnitzel oder Scheiben schneiden. Eine beschichtete Pfanne mit Öl einreiben, erhitzen und den Teig darin verteilen. Die Apfelscheiben darauf geben, leicht andrücken. Das Ganze mit etwas Zucker bestreuen, Zitronensaft darauf träufeln und den Zimt darüber geben. Nach dem Backen der unteren Seite sollte der Eierkuchen noch ca. 10 Minuten bei 200° im Ofen überbacken werden.

Obstcrêpes (für zwei Personen)

Zutaten:
- 200 ml Milch
- 200 ml Wasser
- 2 Eier
- 2 EL Weizenvollkornmehl Type 1050
- 2 TL Leinöl
- Salz nach Geschmack
- 6 EL frisches Obst (Himbeeren, gewürfelte Erdbeeren)
- 1 EL brauner Zucker
- 1 TL Puderzucker

Zubereitung: Wasser, Mehl, Milch, Eier und Zucker miteinander verquirlen. Öl in der Pfanne erhitzen und 2 bis 4 hauchdünne Crêpes ausbacken. Das Obst auf der einen Hälfte des Crêpes verteilen, die andere Hälfte darüberklappen und mit Puderzucker bestäuben.

Literatur- und Quellenhinweise

Gerz, W.; Worlitschek, M.; Bayer, W.
Säure-Basen-Haushalt in der Praxis
Naturheilpraxis 05/97

Grabowski, Siegfried
Gewebsazidosen und Zivilisationserkrankungen
raum und zeit 60/92

Hosch, Harald
Gesund durch Entsäuerung
Dr. Werner Jopp Verlag, Wiesbaden, 1994

Kuratorium Knochengesundheit e. V.
Sprechstunde Osteoporose
Gräfe & Unzer Verlag GmbH, München, 1996

Lange, Elisabeth
Probiotics – Bakterien für die Gesundheit
Südwest-Verlag, München, 1997

Mödder, Gynter
Erkrankungen der Schilddrüse
Springer-Verlag, Berlin, 1991

Müller-Mees, Elke
Sauer macht nicht lustig
Droemersche Verlagsanstalt Th. Knaur Nachfolger, München, 1996

Lange-Ernst, Maria-E.
Heilfasten = gesund + schlank
Humboldt Taschenbuchverlag, München, 1981

Was müde Menschen mobil und munter macht
Mosaik Verlag, München, 1991

Bluthochdruck – Kampf dem leisen Killer
Goldmann Verlag, München, 1987

Das Geheimnis unserer Energie
LebensBaum Verlag, Bielefeld, 1994

Essen mit Lust auf Gesundheit
Peter Erd Verlag, München, 1994

Beta-Carotin – Der Schutznährstoff
LAG – Lust auf Gesundheit e.V. Verlag, München, 1995

Gesund durch Spurenelemente
Goldmann Verlag, München, 1988

Treutwein, Norbert
Rat und Hilfe bei Übersäuerung
Südwest-Verlag, München, 1997

Worlitschek, Michael
Der Säure-Basen-Haushalt
Karl F. Haug Verlag, Heidelberg, 1995

Worlitschek, Michael
Praxis des Säure-Basen-Haushaltes
Karl F. Haug Verlag, Heidelberg, 1993

Register

Abführmittelmissbrauch 64
Abgeschlagenheit 54
Abnutzung 35
Acetatpuffer 32
Adenosintriphosphat 28
Adrenalin 84
Alkaloide 113
Alkalose 19, 33
Allantoin 15
Allergien 55
Altersdepression 61
Altersdiabetiker 62
Aminosäuren 27
Ammoniak 20, 74
Ammoniakproduktion 38
Ammonium-Ionen 20
Angina pectoris 63
Angst 77
Antazida 74
Antibiotika 96
Antioxidantien 58, 107
Antriebsschwäche 68
Apfelsäure 30
Apoplexie 79
Appetitlosigkeit 54, 57
Arachidonsäure 78
Ärger 77
Arterien 56
Arteriosklerose 30, 111
Arthritis 35, 57
Arthrose 35, 59
Asthma bronchiale 60
Asthmaanfall 60
Atemnot 60
Atherom 57
ATP 28
Autoimmunerkrankung 57
Azidose 16, 18f., 33

Bakterie 54
Ballaststoffe 15
Basenüberschuss 78
Bauchraum 67
Baustoffwechsel 26
Beckenschiefstand 59
Bindegewebe 70
Bindegewebsbarriere 35
biologische Wertigkeit 82
Bitterstoffe 113
Blütenpollen 55
Blutgasanalyse 33
Blutplättchen 56
Butter 87

Calcium 20, 25
Calciumsalze 36
Chemikalien 55
Chloridionen 32
Cholesterin 23
Chrom 62, 98
Chrommangel 98
Cortisol 84

Darmentzündungen 18
Darmgeschwüre 67
Darmpilzerkrankungen 18
Darmsanierung 70
Dauerkopfschmerz 71
Deformierung 59
Dermatitis 69
Dermatose 69
Dissoziationsgleichgewicht 31
Dissoziationsgrad 30
Durchblutungsstörungen 35, 63
Durchfall 64, 67

Eingeweidemuskulatur 67
Eisen 99
Eisendefizite 99
Eisenmangelanämie 99
Eisenversorgung 100
Eiweißspeicherung 40
Eiweißspeicherkrankheiten 36, 61
Elektrolyte 89
Endothel-Auskleidung 56
Energiegewinnung (ATP) 22
Energiestoffwechsel 26
Entgiftung 65
Entsäuerungsbehandlung 61
Entzündungen 35, 54, 67
Enzyme 26
Erbrechen 54
Ernährung 71
Ernährungsumstellung 16, 41
Essigsäure 30

Farben 55
Fastentag 41
Federn 55
Fett 86
Fettpartikel 56
Fettsäuren 27
Fibrinogen 79
Fieber 69
freie Radikale 111
Fußgelenkbeschwerden 42

Ganzheitsmedizin 54
Ganzkörpersportarten 41
Gärungsprozesse 38
Gefäßverkrampfungen 63
Gelenke 35
Gelenkflüssigkeit 35
Gewebeübersäuerung 33
Gewebsazidosen 35
Gewebsbrüchigkeit 35
Gicht 15, 36, 106
Glucose-Toleranz-Faktor (GTF) 63
Glukagon 84
Glukoseintoleranz 98
Glukosetoleranz 62, 104
Gluten 78
Glycerin 27
Grundsubstanz 56

Haar 69
Haarausfall 69
Haltungsschäden 42
Hämoglobin 103
Harn 36
Harnsäure 15, 23, 36
Harnstoff 23, 74
Herzinfarkt 35
Hirninfarkt 79
Histidin 109
Hormone 26
Hörsturz 70
Hühnereiweiß 55
Hundehaare 55
Hyperventilation 20
Hypothalamussystem 114

Immunität 54
Immunsystem 55, 66f.
Infektionsanfälligkeit 17
Insulin 84
Insulinmangel 62
Insulinresistenz 62
Intermediärstoffwechsel 65
Ionentypen 32

Kalium 93ff.
Kaliummangel 94
Kalksalze 56
Kalorienwert 37

Karies 79
Karzinom 77
Katzenhaare 55
Kniegelenkbeschwerden 42
Knochenbrüchigkeit 76
Knochendichte 76
Knochenschwund 76
Knorpel 59
Kochsalz 97
Koffein 113
Kohlendioxyd-Partialdruck 33
Kohlenhydrate 27
Kollagen 76
Konservierungsmittel 55
Kopfschmerzen 54
Kosmetika 55
Krebserkrankung 71
Kreuzschmerzen 42
Kunststoffe 55
Kupfer 20, 103

Leberzirrhose 110
Lichtempfindlichkeit 61

Magen-Darm-Trakt 64
Magnesium 20, 25, 94
Mangan 20, 104
Medikamente 55
Membran 56
Mengenelemente 89
Menses 100
Mikronährstoffe 62
Mineralstoffverluste 64
Mitochondrien 27
Molekularsieb 22
Molybdän 106
Mundflora 80
Mundhygiene 80
Muskelkater 21, 34
Muskelschmerzen 42

Nährstoffhaushalt 51
Nahrungsmittelunverträglichkeiten 78
Natriumacetat 32
Natriumcarbonat 37
Natriumchlorid 97
Natriumionen 32
Natronlauge 32
Nebennierenregulation 114
Nebennierensystem 114
Nebenwirkungen 40, 54
Neutralisierung 37f.
Nieren 36, 74f.
Niereninsuffizienz 75
Nierensteine 36
Nüsse 55

Obstipation 67
Ödem 75
Olivenöl 87
Osteoarthrose 59
Osteoporose 21, 30, 75
Oxalsäure 36
Oxidation 28, 37

Phosphor 15
Phosphorsäure 36
Phytate 109
Plaque-Bakterien 80
Prokollagen 76
Pufferkapazitäten 33, 51
Puffersysteme 23, 32
Purine 15

Radfahren 42
Raucherbein 63
Redoxsystem 37
Reduktion 37
Reduktionsfähigkeit 37
Reizdarm 67, 77
Rheumadiät 58
rheumatische Erkrankungen 35
Rinderseuche BSE 14
Rückenschmerzen 42

Saccharose 85
Salmonellen 14
Salzsäure 37
Sauerstoff 64, 79, 99
saure Metaboliten 16
Säure-Basen-Gleichgewicht 18
Säurebildner 40
saurer Regen 25
Säureschäden 30
Säureschlacken 65
Säureschutzmantel 13
Säureüberladung 21
Säureüberlastung 20
Schlaganfall 63
Schmerztabletten 39
Schrumpfniere 63
Schwangerschaft 100
Schwefel 15
Schweinepest 14
Selbstheilungskräfte 30
Selen 106
Skilanglauf 42
Sport 41
Spurenelemente 92
Stillzeit 100
Stoffwechsel 74
Stoffwechselentgleisung 16, 62
Stoffwechselmetaboliten 65
Stoffwechselregulation 114
Stoffwechselstörung 62
Stress 77
Stressabbau 57

Temperatur 54
Tomaten 55
Traubenzucker 83
Tunica intima 56

Übelkeit 54
Übergewicht 59
Überlastung 21
Urin 36, 62

vegetarische Kost 14
Verdauungsstörungen 54
Virus 54
Vormilch 109

Walking 42
Wasseranwendungen 41
Wasserstoffionenkonzentration 31
Wundheilung 63

X-Beine 59

Zahnbein 80
Zahnbeläge 79
Zahnfleisch 79
Zahnhalteapparat 79
Zahnschmelz 80
Zellatmung 103
Zerrungen 42
Zeugungsunfähigkeit 109
Zink 20, 62
Zink-Insulin-Komplex 109
Zinkunterversorgung 108
Zitrusfrüchte 55
Zivilisationserkrankungen 107
Zivilisationskost 13
Zystein 109

Trennkost – ideal für das Säure-Basen-Gleichgewicht!

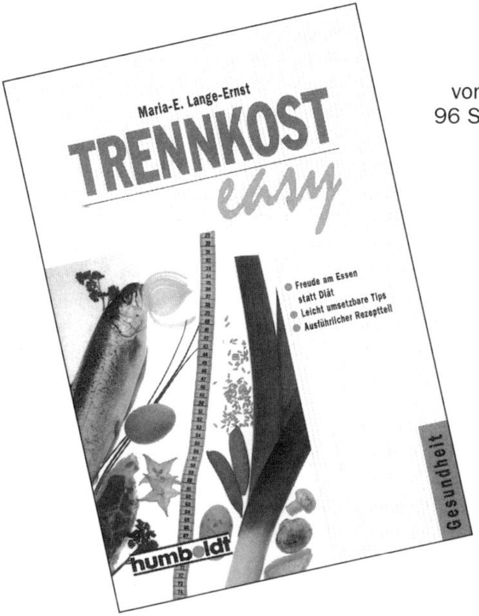

Trennkost easy
von Maria-E. Lange-Ernst
96 Seiten, farbig illustriert
Paperback

Was bedeutet Trennkost? Das Prinzip ist einfach: Bei einer Mahlzeit werden jeweils nur kohlenhydrat- oder eiweißreiche Nahrungsmittel verzehrt. Zudem wird auf das richtige Verhältnis von säure- und basenbildenden Nahrungsmitteln geachtet. Dadurch kann der Organismus das Essen besser verdauen, und es kommt weder zur Übersäuerung noch zur Ansammlung von Schlackenstoffen und überflüssigem Fettgewebe. Somit ist die Trennkost die ideale Methode zur dauerhaften Gewichtsreduktion.

Im vorliegenden Buch erfährt der Trennkost-Einsteiger alles über diese Ernährungsform. Im Vordergrund steht dabei die Freude am Essen.

Wie lässt sich die Trennkost in der Praxis verwirklichen? Vorschläge für einen individuell angepassten Tagesplan sowie eine Vielzahl von Küchentips leiten über zu einem ausführlichen Rezeptteil.

Der Tisch ist reich gedeckt – Hungern kommt bei der Trennkost nicht in Frage!

Weitere humboldt-Ratgeber aus dem Themenbereich Gesundheit & Medizin

Allgemein

Sauna	*66406-2*
Homöopathie – Naturmedizin für jedermann	*66553-0*
Ratgeber Wechseljahre	*66589-1*
Naturkosmetik	*66648-8*
Akupressur	*66700-2*
Fußreflexzonenmassage	*66711-8*
Laborwerte im Klartext	*66789-4*
Das Immunsystem mental stärken	*67075-5*
Schlank werden beginnt im Kopf	*67111-5*

Besondere Themen

Aktiv gegen Cellulite	*66640-5*
Gesundheitsratgeber Cholesterin	*66671-5*
Asthma und chronische Bronchitis	*66738-x*
Diagnose: Alzheimer	*66739-8*
Schuppenflechte	*66740-1*
Natürlich schöne Haut	*66764-9*
Dem Schnupfen was husten	*66796-7*
Pilzinfektionen vorbeugen und heilen	*66799-1*
Apfelessig	*66990-0*
Das Pickelbuch	*67061-5*
Kopfschmerzen und Migräne	*67081-x*
Wenn die Haare ausgehen . . .	*67087-9*
Teebaumöl	*67093-3*
Schlafstörungen	*67097-6*
Überlebenshandbuch für Allergiker	*67109-3*
Aspirin	*67124-7*

Ernährung

Diät für Diabetiker	*66257-4*
300 alkoholfreie Mixgetränke	*66396-1*
Heilfasten – gesund + schlank	*66407-0*
Diabetiker-Backbuch	*66570-0*
Vitamine & Mineralstoffe	*66762-2*
Trennkost easy	*66983-8*
Grüner Tee	*66993-5*
Kaffee, Kekse und Kantine?	*67094-1*